THE BIG BOOK OF BEAUTY
3

Constantin Herrmann

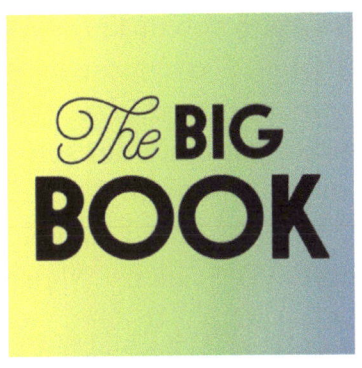

WIDMUNG

Wir zwei, die wir an diesem Buch gearbeitet haben, nämlich Mathias Leidgschwendner (Titeldesign) und ich, wir widmen dieses Buch einfach mal **ALLEN MENSCHEN.**

Allen beauty-addicts, allen die sich über Komplimente freuen, allen die mit einem Lächeln statt zornig hängenden Mundwinkeln durchs Leben laufen. Vor allem aber all jenen, die mit Beauty nicht so selbstverständlich geboren wurden, sondern sich ihr Ich erst erarbeiten mussten. Denen, die ihr Selbstwertgefühl, ihre Selbstliebe erst finden mussten. Die früher unter Mobbing, Ausgrenzung litten, oder schlichtweg Dinge an sich im Spiegel nicht mochten. Dieses Buch ist voller Liebe und Respekt nicht nur ein Ratgeber, sondern auch eine Verbeugung: Vor allen Menschen, die den Widrigkeiten des Alltags trotzen und sich selber definieren, statt sich einem starren Rahmen voller Erwartungen zu unterwerfen. Immer dran denken: **Anderssein ist eine Superpower!**

Reißt die Grenzen ein, die Euch daran hindern, Euer schönstes Ich auszuleben! Seid happy, seid stark, und vor allem: Fühlt Euch wunderschön!

THE BIG BOOK OF BEAUTY

Teil 3:
Charisma
Eine Anleitung für umwerfende Ausstrahlung

Constantin Herrmann

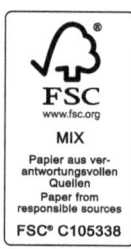

Impressum
Bibliografische Information der Deutschen
Nationalbibliothek: Die Deutsche Nationalbibliothek
verzeichnet diese Publikation in der Deutschen
Nationalbibliografie; detaillierte bibliografische Daten
sind im Internet über dnb.dnb.de abrufbar.

ISBN: 9783755715078

Herstellung und Verlag: BoD – Books on Demand,
Norderstedt

Über den Autor:

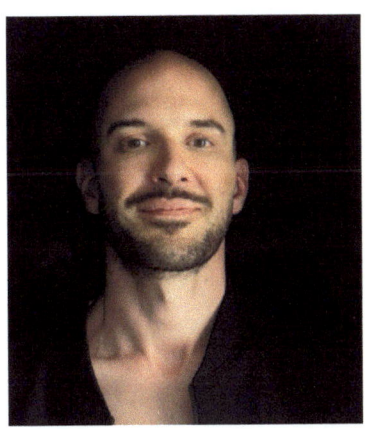

Constantin Herrmann ist Deutschlands bekanntester Beauty-Journalist. Er arbeitet seit über 20 Jahren als Autor für Hochglanzmagazine wie Glamour, myself, Instyle, Vogue und GQ. Bis heute saß er in über 3.000 Vorträgen, Mediziner-Kongressen, Presse-Veranstaltungen und Symposien. Er hat Vorträge gehalten vor Ärzten, Journalisten und Influencern - und nach eigener Aussage mehr als (unfassbare) 5.000 Cremes, Seren, Gele und Lotionen an sich selbst getestet.

So viel Erfahrung hinterlässt natürlich seine Spuren:

Wie ein wandelndes Beauty-Lexikon kennt er so ziemlich jeden guten Wirkstoff, jede Behandlung beim Dermatologen, und jede große Kosmetik-Marke. Und all dieses Wissen steckt er jetzt in Bücher.

Ach ja, und: Er liebt Botox. Und Hyaluronfiller. Und steht dazu.

Inhaltsverzeichnis

Herzlich willkommen, und: ich freue mich riesig, dass Du hier bist. Mein Name ist Constantin, ich bin der Autor dieses Buches, und ich möchte Dir auf den folgenden Seiten meine besten „life-hacks" verraten, also simple, aber geniale Tricks, die Du ab sofort jeden Tag umsetzen kannst. Damit wir beide ganz viel Spaß zusammen haben, lass mich kurz drei Dinge vorab sagen, quasi meine drei „goldenen Versprechen" an Dich.

Versprechen Nummer 1: Kein blabla!

Zugegeben, ich neige dazu, Dinge so zu formulieren, als gäbe es keine Alternative. Ich schreibe zum Beispiel: „Schmink Dich abends ab." Weil das der aktuelle Stand der Wissenschaft ist, dass Haut, die mit Make-up schläft, über Nacht schlechter regenerieren kann. Meine Tipps und Tricks kommen alle aus dem riesigen Wissensschatz, den ich mir über die letzten 20 Jahre als Beauty- und Medizin-Journalist aneignen durfte. Ohne zu übertreiben: Ich habe meine Karriere der Schönheit gewidmet. Ich saß bis heute in über 3.000 Vorträgen, Mediziner-Kongressen, Presse-Veranstaltungen und Symposien. Habe selber Vorträge gehalten, vor Influencern, Journalisten und Ärzten. Ich habe (unfassbar eigentlich) tausende Cremes selbst getestet, meine Lieblings-Dermatologin ist bei mir im Handy auf Kurzwahl gespeichert, und ich probiere alles, was der Markt her gibt an mir selber aus. Wirklich ALLES! Von Botulinumtoxin, über Faden-Lifting bis zur Fett-Weg-Spritze. Kurz gesagt: Ich schreibe nur, wovon ich wirklich felsenfest überzeugt bin. Und wenn ich sage,

Schmink Dich abends ab, ist es für Dich leichter und schneller zu lesen, als wenn ich um den heißen Brei herumrede: „Es empfiehlt sich, abends das Gesicht zu reinigen, auch wenn es Menschen gibt, die sich nicht abschminken, und trotzdem toll aussehen, aber das dürfte eine Minderheit sein. Die Haut ist unser größtes Organ und braucht …" Bla bla bla. **Ich verspreche Dir, ich verzichte in diesem Buch auf alles Bla!** Auch wenn das bedeutet, dass manche Leser:innen mal anderer Meinung sind. Aber das ist das Tolle an unserer Zeit … Du kannst mir direkt sagen, was Du denkst! Schreib mir zum Beispiel auf Instagram: THE_BIG_BOOKS. Ich freue mich über jedes feedback!

Versprechen Nummer 2:
Dieses Buch habe ich für Dich geschrieben!
Für junge Mädchen genauso wie für erfolgreiche Business-Helden. Für helle Haut, farbigen Teint, Faltenhasser und Pro-Ager, für Problemfälle und natürlich für alle, die sich in ihrer Haut schon rundum wohlfühlen, aber noch mehr aus ihrer Routine herausholen wollen. Schön zu sein, sich sexy zu fühlen und von anderen Komplimente zu sammeln, ist ein Grundbedürfnis aller Menschen. Und dabei möchte ich Dir gerne helfen! Also unterscheide ich auf den folgenden Seiten auch nicht zwischen „for men" oder femininen Produkten. Meiner Auffassung nach ist Pflege unisex. So wie Parfüm nie für Männer oder Frauen sein sollte. Die Unterscheidung nach Geschlechtern ist eine Erfindung der Werbung. Punkt. Bei Düften gilt: Trag doch einfach, was Dir gefällt und steht. Bei Hautpflege ist das nicht anders. Uns wird zwar immer weisgemacht,

es gäbe grundlegende Unterschiede zwischen Männer- und Frauenhaut. Aber in Wahrheit sind solche Kategorien längst überholt. Man muss ja nur mal genauer hinschauen, wie es beim Beauty-Shopping läuft: Kommt eine Frau in die Drogerie, wird sie (im besten Fall) ausführlich beraten. Welcher Hauttyp sie ist, was ihre Bedürfnisse sind, sensibler oder trockener Teint, Mischhaut, oder reifes Alter? Und dann wird sie an Regalwänden voller Produkte entlanggeführt, aus denen sie aussuchen kann. Kommt ein Mann in die Drogerie, ist er einfach nur ein Mann, fertig. Bisschen Feuchtigkeit drauf, das reicht schon. So ein Unsinn. Es gibt Frauen mit sehr dicker, fettiger Haut, und Männer mit zarter, empfindlicher Haut. Schubladen-Denken funktioniert in der heutigen Gesellschaft zum Glück nicht mehr, nur die Kosmetik-Branche klammert sich noch daran. Meine Prognose ist sogar, dass es in zehn Jahren nur noch Unisex-Pflege gibt! Der einzige Unterschied, den ich persönlich akzeptabel finde, ist reine Kopfsache, also psychologisch. Der Großteil der Frauen liebt luxuriöse Tiegel mit weiten Öffnungen, aus denen sie die duftende Creme wie aus einem Honigtopf schöpfen können. Das gibt so ein tolles Gefühl von Luxus. Männer sind da oft pragmatischer und mögen alles mit Pipette, zum Pumpen. Denn das wirkt medizinischer und verspricht dem Unterbewusstsein mehr Effizienz. Aber auch hier: Mach doch, was Dir gefällt … Männer können genauso auf Luxuscremes stehen, und auf das Gefühl aus dem Vollen zu schöpfen. Und es gibt Frauen, die den nüchternen, medizinischen Hauch eines Apothekenfläschchens zu schätzen wissen. **HAUPTSACHE ES WIRKT!**

Versprechen Nummer 3: Du musst nicht viel Geld ausgeben.

Als ich jünger war, wollte ich alles ausprobieren, alles erleben. Und habe mir viele Cremes für unfassbar viel Geld geleistet. Aber im Alter wird man angenehmerweise ja auch ganz von alleine weiser, und etwas reduzierter. Viele Beauty-Fans, mit denen ich spreche, benutzen so täglich irre viele Produkte ... es scheint in unser Gehirn implantiert zu sein: Viel bringt viel. Und genau das finde ich (mittlerweile) falsch. Ich bin Fan und Botschafter des gegenteiligen Konzeptes: Alles Unnötige weglassen - und lieber auf das Beste reduzieren. Denn, ganz ehrlich, am Ende ist die wichtigste Zutat in jeder Creme: Wissen. Das Wissen, welche Stoffe, in welcher Kombination und Dosierung am effektivsten auf die Haut wirken. **Also keine Angst, Du wirst am Ende dieses Buches nicht das Bedürfnis haben, Dir dutzende Cremes kaufen zu müssen, oder auf die Luxusliner der Branche umzusteigen.** Gute Pflege heißt für mich vor allem: Wissen, was man braucht, und wann man es braucht. Und der größte Teil meiner „life hacks", über die wir hier sprechen, sind sowieso kostenlose Tricks, die jeder ganz easy umsetzen kann. Und ganz viele meiner Tipps haben noch nicht mal etwas mit Produkten zu tun, die man kaufen kann. Denn wer wirklich schöne Haut haben möchte, muss auf innere Gesundheit umschalten. Schöne Haut nur von außen, das gibt es nicht.

Also, bereit? Dann legen wir los! Ich wünsche Dir viel Spaß beim Lesen ...

Dein Constantin

Kapitel 1
WAS IST DAS EIGENTLICH,
DIESES CHARISMA?

Wahrscheinlich hat jeder, der dieses Buch in Händen hält, eine ziemlich klare Vorstellung, was für sie oder ihn Charisma bedeutet. Eine Frau zum Beispiel, die einen Raum betritt ... und automatisch drehen sich alle Köpfe zu ihr. Solche Momente sind magisch und selten, aber es gibt sie. Man kennt charismatische Persönlichkeiten vielleicht sogar aus dem eigenen Umfeld, oder zumindest aus dem Fernsehen: Marilyn Monroe, Lady Gaga oder Lady Di. So eine Person betritt einen Raum nicht, sie flutet ihn - scheinbar ungewollt - mit der Kraft ihrer Ausstrahlung. Oder US-Präsident John F. Kennedy, bis heute einer der größten Charismatiker der Weltpolitik. Der Dalai Lama, Barack Obama ... ehrlich gesagt sind es immer dieselben Namen, die jedem einfallen, wenn man nach der ganz besonderen, magnetischen Ausstrahlung fragt. Wer es besitzt, das scheint also allen klar zu sein. Aber was (!) besitzen diese Menschen denn nun genau, was macht ihren „Zauber" aus?

Dass sie alle intelligent sind? Wohl kaum. Denkt man nur an Norma Jean, aka Marilyn Monroe, sie inszenierte sich als naives Mädchen mit üppigen Kurven. Intelligenz spielte dabei keine große Rolle. Was dann? Besonders gutes Aussehen? Auch nicht, sonst fände man mehr

Supermodels in der Liste. Und die meisten Influencer sehen auf Fotos zwar toll aus, wirken aber im echten Leben doch eher eindimensional und null magisch. Charisma kann man an nichts Konkretem festmachen, denn es ist das glückliche Zusammentreffen mehrerer Faktoren. Nicht eine einzelne Eigenschaft, sondern eine Kombination - von Aussehen, Mentalität und Verhalten. Und es braucht für die meisten Menschen gar nicht viel, um ihr eigenes Charisma zu boosten. Es gibt sogar eine ganze Branche, die sich damit beschäftigt, wie jeder (angeblich) Charisma lernen kann. Nun will ich hier nicht gleich jede Erwartung dämpfen, aber ein bisschen muss ich doch auf dem Boden bleiben: Denn nein, nicht jeder kann ein Charismatiker werden. All die Seminare, Bücher und Podcasts, die das versprechen, wollen nur Geld machen. Aber jeder kann von Charismatikern lernen! Und zwar, wie man mehr aus seiner eigenen Ausstrahlung herausholt. Dann wird man zwar nicht der nächste JFK oder die geborene Prinzessin, wie Lady Di, der alle Welt zu Füßen liegt. Aber man schafft es, dass sich andere Menschen wohl fühlen neben uns. Denn das ist das wirklich magische: Nicht, dass sich im Lokal alle Köpfe nach uns umdrehen, sondern dass wir es schaffen, die Herzen zu berühren.

Aber zurück zur Frage: Was ist denn nun Charisma? Wird es vererbt oder erlernt? Liegt es in dem, was man sagt oder darin, wie man es sagt? Das Wort Charisma kommt aus dem Griechischen, und bedeutet so viel wie „Gabe der Gnade", also ein Geschenk, vermutlich von den allmächtigen Göttern. Die Bezeichnung wurde vor allem für Redner verwendet, die wie Magneten die

Aufmerksamkeit ihrer Zuhörer auf sich zogen. Und heute kommt der Interpretation des Begriffs noch eine Kleinigkeit hinzu: Eine charismatische Person wird meistens auch als attraktive Person verstanden. Jemand, dem man gerne zuhört, den man aber auch gerne anschaut. Barack Obama, John F. Kennedy, Grace Kelly ... check, check und check. Schön und anziehend, allesamt auf ihre Art. JFK würde heute zwar nicht gerade als gutaussehend durchgehen, aber für damalige Verhältnisse war er nahezu eine Sexbombe im Weißen Haus. Und wenn uns Charisma eines lehrt, dann das: Man muss nicht aussehen wie ein Topmodel, um charismatisch zu wirken. Es funktioniert andersherum, jemand interessantes wird durch Charisma erst schön! Lass mich das mit einem meiner Lieblingsbeispiele erklären:

Am Freitag, den 19. März 1965 kehrte die 42-jährige Opernsängerin Maria Callas nach sieben Jahren zurück an die New Yorker Metropolitan Opera, um Puccinis traurige Heldin Tosca zu singen. Es wurde einer der aufregendsten Abende in der Geschichte der MET (Ja, das ist das Opernhaus mit der berühmten „Met-Gala"). Keine Sorge, ich rede jetzt nicht ewig lang von Oper, mir ist klar, dass das nicht jeden interessiert. Aber wer sich auf einer Opernbühne an die Weltspitze arbeitet, der muss quasi per Definition Charisma besitzen, deswegen lässt es sich hier so schön erklären. Sich abends vor Tausende Menschen zu stellen, und sie mit ihrer Kunst zu Beifallstürmen hinzureißen, das kann man getrost eine Charisma-Werkstatt nennen. Wer es zur „Primadonna" schafft, zur Göttin der Bühne, der hat sich über die Jahre seiner Karriere genau das alles angeeignet, was man magische Anziehungskraft nennt. Und „die Callas" war eine Königin des Charismas, die „Primadonna assoluta". Ein Weltstar von fast mystischer Übergröße. Vor ihr, oder auch nach ihr, hat es nie eine Sängerin zu so einem fast religiösen Kultstatus gebracht. So fing auch jener Freitagabend 1965 an, wie es die Callas gewohnt war: Schon bei Ihrer Ankunft am Flughafen hatten Fans und Reporter sie frenetisch gefeiert, sie mit Blumen und Applaus überschüttet. Bei wenigen Plusgraden über dem Gefrierpunkt blickte die Sängerin wie ein scheues Reh um sich, zog den Mantel gegen die Kälte und den frostigen Wind enger um sich und winkte verlegen lächelnd in die Menge. Die perfekte Inszenierung, denn die Callas war längst an ihren Ruhm gewöhnt, hatte nicht weniger als den großen roten Teppich erwartet, den man ihr hier ausrollte. Das scheue Reh? Einstudiert und perfektioniert. Immerhin war die griechische Sopranistin berühmt für ihre großen Augen und den tiefgründigen Blick. Aber ja, New York lag ihr zu Füßen. Für die Karten der Operngala hatten die Menschen auf den Straßen der Metropolitan Oper zwei Tage lang in der Kälte ausgeharrt, sogar auf dem Bürgersteig oder in geparkten Autos vor dem Opernhaus geschlafen.

Und dann war es so weit: Puccinis Tosca. Sieben Jahre lang hatte Maria Callas hier nicht gesungen, hatte dem versnobten New Yorker Publikum die kalte Schulter gezeigt. Doch in dieser Nacht kehrte sie zurück und wurde so stürmisch begrüßt, dass Augenzeugen noch Jahrzehnte später mit Tränen in den Augen davon berichteten.

Mitten im ersten Akt also ihr erster Auftritt.

Noch hinter der Kulisse - außer Sichtweite des Publikums - ruft sie wie es die Partitur vorschreibt dreimal den Namen ihres Geliebten, „Mario! Mario! Mario!" Dann betritt die Callas ihre Bühne ...

Und das Publikum hielt es nicht mehr aus: Wie ein gewaltiger Feuersturm brach sich der Applaus seinen Weg, donnerte Richtung Bühne und überschüttete die Sängerin mit „Bravos" und immer wieder neu anschwellenden Wogen der entfesselten Begeisterung. Minutenlanger Applaus, die Vorstellung musste kurzzeitig unterbrochen werden. Und das alles nur, weil die Callas die Bühne betreten hatte.

Sehr viel später, am Ende der Vorführung trat die vielleicht größte Opernsängerin aller Zeiten sage und schreibe 16-mal vor den Vorhang, um den nicht enden wollenden Applaus entgegenzunehmen. Und dazwischen war sie einfach großartig. Magisch. Kritiker bezeichneten diesen Abend im Nachhinein als „elektrisierend, die Callas als hypnotisch und charismatisch." Dabei war das keineswegs immer so gewesen...

Am Anfang ihrer Karriere in den 1940'er Jahren war die griechische Sopranistin eine scheue, pummelige Sängerin mit einer – für damalige Begrifflichkeiten – eigentlich unschönen Stimme. Die spanische Gesangslehrerin Elvira de Hidalgo, schildert ihr Kennenlernen mit der jungen Frau so: „Das ausgerechnet dieses Mädchen sich wünschte, Sängerin zu werden, war einfach lächerlich. Sie war groß und sehr dick, und sie trug eine Brille. ... Ihr ganzes Wesen war linkisch. Aber als sie zu singen begann, überfluteten mich

Kaskaden von Klängen. Ich lauschte mit geschlossenen Augen und stellte mir vor, welche Freude es bereiten müsse, mit solchem Material zu arbeiten."

Und die Callas war bereit zu arbeiten!

Aufgewachsen in bescheidenen Verhältnissen einer Einwandererfamilie in den USA, baute sie mitten im zweiten Weltkrieg aus dem Nichts ihre Karriere auf, schliff ihr Talent mit nahezu manischer Arbeitswut, hungerte sich um 30 Kilo auf Modell-Maße herunter, verlieh sich das Image einer selbstbewussten „Tigerin" und etablierte sich mit ihrem legendären XXL-Lidstrich als lebende Ikone. Eine perfekte Ich-Inszenierung. Selbst-Marketing, lange bevor das Wort überhaupt erfunden wurde. Die Schriftstellerin Ingeborg Bachmann schrieb später über die Callas, sie sei „der Hebel gewesen, der die Welt umgedreht hat." Sie machte einerseits aus der als wenig anspruchsvoll belächelten, kitschigen Belcanto-Oper die höchste musikalische Kunstform. Und andererseits schuf sie aus sich selbst, dem linkischen Pummelchen, einen Superstar. Hatte der Dirigent Tullio Serafin sie noch eine „große hässliche Stimme" genannt, fand Leonard Bernstein später nur ein Urteil: „Die größte Künstlerin der gesamten Welt."

Diese Aura, ihr Charisma, verdankte die Callas aber nicht nur ihrer Stimme, sondern vor allem der gekonnten Selbstdarstellung: sie verschrieb sich schon früh jenen Opern-Heldinnen, die besonders viel Pathos und Liebesleid auf die Bühne brachten; besagte Tosca etwa, die eiskalt mordende chinesische Märchenprinzessin Turandot, die fast magische, über der Welt schwebende Druidin Norma, oder die vor Wut flammende intrigante

Lady MacBeth ... keine Rolle war ihr zu groß, alle aufreibenden und schwierig zu singenden Partien der Opernwelt schienen ihr wie auf den Leib geschmiedet. Sie reiste rund um den Globus, eroberte die Metropolen und die Menschen, die ihren Aufführungen entgegenfieberten und ergriffen zurückblieben. „Die Scala im Delirium" heißt es in einer Schlagzeile von 1954 in Mailand über ihren Auftritt im dortigen Opernhaus. Laut einer Umfrage war Maria Callas damals um ein Vielfaches berühmter als die Schauspielerin Elizabeth Taylor! Und noch heute gibt es für Kritiker nur zwei Kategorien von Sopranen: auf der einen Seite die Callas, auf der anderen den Rest.

Aber wie schaffte es das kurzsichtige Pummelchen zur großen Charismatikerin, deren Stimme durch die Jahrhunderte klingen wird, wie Kritiker vorraussagten. War es nur ihre ‚voce', ihre Stimme? Wohl kaum. Als Charismatiker werden Personen beschrieben, von denen man den Blick nicht abwenden kann. Die eine magnetische Anziehungskraft besitzen. Es sind nicht einfach nur Personen, es sind Persönlichkeiten. Studien sagen, dass vor allem vier Aspekte Charisma ausmachen: Der Mut, außergewöhnlich zu handeln; Das freie Denken nach eigenen Vorgaben; die Unabhängigkeit der öffentlichen Meinung; die Fähigkeit, neue Regeln aufzustellen und nach ihnen zu leben. Und das Wichtigste: All diesen Merkmalen liegt ein stabiles und gesundes Selbstwertgefühl zugrunde. Charismatische Persönlichkeiten sind von sich und ihrer eigenen Bedeutung überzeugt. Insofern sei im Falle der Maria Callas die eingangs gestellte Frage beantwortet: Jein,

Charisma kann man nicht lernen. Man kann es aber erwerben. Die Callas musste sich erst neu erfinden, sich als Marke etablieren, um zur Überzeugung zu gelangen, ihre Musik sei unübertrefflich. Erst aus diesem Bewusstsein heraus konnte aus dem dicklichen Mädchen mit der merkwürdigen Stimme eine große Präsenz werden.

Dabei ist es erfreulich, dass heutzutage immer mehr Frauen als charismatisch bezeichnet werden. Früher trugen vor allem Männer diese Auszeichnung, Frauen hatten eher Ausstrahlung. Das lag vor allem daran, dass Charisma mit Macht – also Politik und Wirtschaft – assoziiert wurde, und somit ausschließlich Männern vorbehalten war. Man denke nur an Kennedy, Martin Luther King oder Willy Brandt. Aber große Frauen, wie die Callas, Indira Gandhi oder die Queen ebneten hier der Emanzipation den Weg. Was Charisma tatsächlich bedeutet, ist dabei schwer zu fassen. Jeder hat ein vages Gefühl davon, was sich hinter diesem Begriff verbirgt. Doch die kaleidoskopartige Zuschreibung auf den Punkt zu bringen, fällt schwer. Salopp gesagt: man erkennt es, wenn man es sieht. Oder à la Callas: Charisma ist kontrollierte Magie. Wenn Stimme, Aura, Können und Ausstrahlung zusammenfinden. Die reine Harmonie von äußerer Form und innerer Haltung, gewürzt vielleicht mit einer Prise Zauber. So, wie ein Kritiker nach der legendären Tosca 1965 in der New Yorker Met schrieb: „Das Charisma der Callas war an diesem Abend so präsent, dass es selbst einem tauben Menschen die Nackenhaare aufgestellt hätte."

„Du wirst morgen sein,
was Du heute denkst."

(Buddha / Siddhartha Gautama, Begründer des Buddhismus,
563-483 v.Chr.)

Kapitel 2
CHARISMA UND BEAUTY

Hängt Charisma mit gutem Aussehen zu tun? Um das schon mal klarzustellen: definitiv nein. Man muss kein hübscher Mensch sein, um zum Charismatiker zu werden. Lady Gaga, Uma Thurman, alles keine schönen Frauen im klassischen Sinne ... aber umwerfend attraktive Frauen! Und ich muss gestehen: Ich könnte mit dem Schädel gegen die Wand rennen, wenn ich sehe, wie viele Kosmetik-Studios sich völlig plan- und einfallslos „Salon Charisma" nennen. So einfach ist es nämlich nicht: Kurz mal die Nägel aufpolieren und bisschen Puder ins Gesicht werfen, schon hat man es, das gewisse Etwas. Nope, sorry, leider nein. Aber trotzdem hat Charisma ganz viel mit Beauty zu tun. Denn wer seine Ausstrahlung fördert, sie aufpoliert und zum Leuchten bringt, der wirkt auf andere Menschen anziehender. Und ist das nicht das wahre Wesen von Beauty? Auf andere anziehend zu wirken? Deswegen habe ich dieses Buch hier ja immerhin geschrieben. Weil ich glaube, Beauty hat nichts mit aufgespritzten Lippen, tonnenweise Make-up oder festgeföhnten Haaren zu tun. Beauty kommt von innen heraus. Und natürlich habe ich dieses Buch auch geschrieben, um Dir zu helfen - genauso wie in den anderen Bänden der „Big Book of Beauty"-Serie – diese wahre, innere Schönheit zu entfesseln. Und dafür ist es eben völlig egal, ob man Modelmaße oder die perfekte Nase hat. Beauty geht viel tiefer.

In meiner Zeit als Beauty-Director habe ich auch mal für eines der größten und wichtigsten Magazine der Welt gearbeitet. Die Chefredakteurin damals sah meiner Meinung nach Sarah Jessica Parker verblüffend ähnlich. Also bei weitem keine schöne Frau. Sarah Jessica Parker hatte sich aber ab Ende der 1990'er Jahre mit der erfolgreichen TV-Serie „Sex and the City" in die Herzen der Zuschauerinnen gespielt. Weil ihre Figur „Carrie Bradshaw" elegant war, liebenswert, fröhlich chaotisch, intelligent, weiblich und witzig. Und ja, durch all das wurde sie in den Augen ihrer Fans schön… Ganz anders ihre deutsche Doppelgängerin, besagte Chefredakteurin: Ein verbissenes Biest, ohne jede Spur von Würde oder Eleganz. Sie regierte die Redaktion, indem sie Angst verbreitete, statt Kompetenz zu fördern. Durch manische Dauerdiäten abgemagert lebte sie ständig zeternd und beleidigend wie die böse Königin in ihrem schwarzen Turm. Es fehlte nur noch der magische Spiegel, der ihr allabendlich vorbeten musste, niemand im ganzen Königreich sei schöner als sie. Das Ganze hatte wirklich ein bisschen etwas von den Gebrüdern Grimm: sie, die böse Stiefmutter im Märchen, die Cinderella schikaniert und nur ihre hässlichen Töchter auf den Ball mitnimmt. Denn tatsächlich scharte sie als Chefin um sich herum zu allem Überfluss auch noch eine ganze Reihe treu ergebener Anhängerinnen, die allesamt ungepflegt, ohne Manieren und sogar richtig unansehnlich jedem femininen Ideal von Charisma trotzten. Da musste man kein Psychiater sein, um die

Beweggründe zu verstehen: Schöne, intelligente, oder gar charismatische Frauen („Cinderellas") hätte die Chefredakteurin niemals um sich herum ertragen. Und wie um sich selber etwas zu beweisen, umgab sich die Chefin auch noch mit ständig wechselnden jugendlichen Liebhabern. Es ist zum Schießen, wie simpel Psychologie manchmal ist. Aber ganz im Ernst: Es gab Tage, da hätte ich mir gewünscht, dass die Bürger aus dem Dorf sich zusammenrotten, um das Biest mit Fackeln und Heugabeln aus dem Schloss zu vertreiben. (Randnotiz der Geschichte: Da Bösartigkeit, Unehrlichkeit und innere Hässlichkeit die drei Tugenden sind, mit denen ich so gar nicht klar komme, habe ich da auch nicht lange gearbeitet.)

Aber wie kann es sein, dass zwei Frauen, die sich optisch so ähneln, doch so Grund verschieden auf ihre Mitmenschen wirken? Dass die eine zum beliebten Fernsehstar aufsteigt, und die andere zur verbitterten Unperson? Sagen wir es so: Jeder von uns entscheidet sich tagtäglich für einen Weg. Zwischen positiven und negativen Gefühlen. Wer sich selber gut findet, und offen auf seine Mitmenschen zugeht - das lehrt uns die positive Psychologie - der wird auch gemocht. Wer sich und sein Spiegelbild selber hasst, dafür aber anderseits öffentlich den Rest der Welt für blöd erklärt, wer von Neid zerfressen ist, sich aber selber gleichzeitig für den Nabel der Welt hält bis ihm die Arroganz aus dem Gesicht tropft, der wird auf Dauer von diesem inneren Konflikt immer unglücklicher ... und damit auch hässlich in den Augen der Welt. So einfach ist das.

Das mit dem Neid auf andere habe ich nie ganz verstanden. Im Grunde kann man sich ja schon als Kind damit abfinden: Es wird immer jemanden geben, der schöner, schlauer oder besser ist. Punkt. Kein Grund, sich deswegen selbst weniger zu mögen. Mal ein Beispiel: Im Hafen von Monaco liegt eine zehn Meter Yacht vor Anker, und der Besitzer des Schiffes steht am Bug und guckt neidisch auf die 20-Meter-Yacht neben ihm. Warum? Neid macht nichts besser, wirklich gar nichts. Übrigens ist es ziemlich wahrscheinlich, dass besagter Millionär mit seiner zehn Meter Yacht schon als Kind angefangen hat, Neid zuzulassen. In der Psychologie kennt man sogenannte „Emotionale Muster". Also Verhaltens- oder Denkweisen, in die wir immer wieder verfallen. Tatsächlich verfestigen sich solche Muster in Kindesjahren, und das ist auch gut so, aus Sicht der Evolutionsforscher sogar überlebenswichtig: Wir lernen als Kinder, wenn wir Angst haben, sollten wir weglaufen (früher um dem Säbelzahntiger zu entkommen). Wut lässt uns besser kämpfen, der Adrenalinschub macht uns kurzzeitig stärker (wenn wir z.B. in der Steinzeit unser Revier verteidigen mussten). Schamgefühl sichert das Einhalten sozialer Regeln (und verhinderte, dass wir aus unserer Gruppe oder der Höhle geschmissen wurden).

In Kindestagen erlernte emotionale Muster helfen uns also, schneller zu reagieren, ohne vorher lange nachdenken zu müssen. Im modernen Alltag aber stehen genau diese Verhaltensmuster vielen Erwachsenen im Weg. Manche Menschen werden sofort rot, wenn ihnen etwas unangenehm ist. Oder kriegen schweißnasse Hände. Beides sind physische Auswirkungen ihrer Emotionen. Und ziemlich unnütz, wenn man gerade einen Vortrag halten soll. Andere gehen beim geringsten Widerstand schon an die Decke und sind nicht gerade gute Teamplayer. Die Liste könnte man endlos lange fortsetzen. Es gibt die Eifersüchtigen, die Neidzerfressenen, die Unselbstbewussten, und so weiter. Normalerweise werden Menschen mit dem Älterwerden zwar emotional stabiler, aber das Grundtemperament bleibt schon ein Leben lang erhalten. Wer zu Traurigkeit, Wutausbrüchen oder naiver Träumerei neigt, wird wahrscheinlich sein ganzes Leben damit zu kämpfen haben. In unserem Kopf tost ein Sturm der Gedanken, es herrscht ununterbrochener Krach, den wir lernen müssen, zwischendurch auch mal auf Stumm zu schalten.

Die gute Nachricht aber, und damit kommen wir wieder auf die Frage zurück, ob Charisma erlernbar ist: Die emotionalen Schaltkreise im Gehirn sind auch bei Erwachsenen noch formbar, emotionale Verhaltensweisen lassen sich in jedem Alter noch beeinflussen! Neurowissenschaftler konnten belegen, dass Nervenzellen, und die Verbindungen dazwischen, wie ein Muskel gestärkt werden können. In der Angsttherapie gibt es da großartige Belege: Hirnscans zeigen, dass bestimmte Strukturen im Vorderhirn hemmend auf Regionen wirken, die bei aufkommender Panik aktiviert werden. Die Angst steigt also erstmal auf, wird aber sofort vom Gehirn wieder gedämpft. Wenn (!) man gelernt hat, die (salopp gesagt) positiv wirkenden Areale seines Gehirns zu stärken. Wie schafft man das aber? Emotionsforscher sind überzeugt, dass es ein erster wichtiger Schritt sei, seine Emotionen anzuerkennen. Okay, hier comes the Wut again ... Man dürfe nicht versuchen, sie zu verstecken, das berühmte „Gute Miene zum bösen Spiel". Denn durch die Anstrengung, seine Emotionen zu verheimlichen (und ja, sein Pokerface zu wahren kostet manchmal verdammt viel Kraft!), wird die physiologische Erregung nur noch größer! Viel schlauer, sagen Forscher, sei eine positive Einstellung seinen eigenen Emotionen gegenüber. Dir wird also flau im Magen, oder Du kriegst schwitzige Hände, weil Du einen Vortrag halten musst? Dann nimm diese Angst an. Sieh sie nicht als Gegner, sondern als Verbündeten! Denn Deine Psyche will Dir damit ja eigentlich helfen. Sie registriert: Oha, das is jetzt wichtig, da muss ich performen. Und erhöht deswegen kurzfristig Deine Leistungsfähigkeit. Super Sache eigentlich, die Kunst besteht aber darin, diese Hilfestellung auch zuzulassen oder sogar konstruktiv zu nutzen. Um beim Beispiel mit dem Auftritt vor Publikum zu bleiben: Nichts ist schlimmer als ein emotionsleerer, langweiliger Vortrag. Die aufwallenden Emotionen helfen Dir aber, Du kannst diese Energie nutzen um besser mit Deinen Zuhörern zu connecten. Denn wenn die merken, dass da einer emotional mitreißend spricht, hören sie gleich viel lieber zu! Man muss also seine Gefühle erkennen, annehmen und in Power verwandeln!

„Das Gegenstück
zum äußeren Lärm
ist der innere Lärm des Denkens.
Das Gegenstück
zur äußeren Stille ist
innere Stille jenseits der Gedanken."
(Eckhart Tolle, deutscher Spiritualist, geboren 1948)

Und genau das kann man trainieren, seine Gefühle in positive Energie zu verwandeln. Ein erster Schritt dahin ist, seine Gefühle erst einmal überhaupt bewusst wahrzunehmen. Wie geht es mir gerade? Und warum geht es mir ausgerechnet jetzt so? Was will mein Gehirn mir damit sagen? Das hilft, sich selber nicht als Opfer seiner Emotionen zu sehen, sondern eher als Forscher, als Beobachter: „Ach, das ist ja interessant. Dann nehm ich doch jetzt dieses Gefühl und mache etwas Gutes daraus, nutze diese Energie." Wer diese Selbstwahrnehmung trainieren möchte, der sollte es mal mit der sogenannten Achtsamkeitsmeditation probieren. Es ist wie immer im Leben, man muss sie üben, immer wieder trainieren, damit sie dann - wenn es drauf ankommt - auch wirklich zuverlässig klappt. Aber es lohnt sich! Wer sein Charisma ausbauen möchte, muss an sich arbeiten. Punkt.

Die Meditation, die ich hier empfehlen möchte, hilft in schwierigen Situationen seinen Gedanken nachzuspüren, und sie effektiv zu bremsen, bevor sie negative Emotionen auslösen können. Und tatsächlich zeigen Studien, dass Menschen, die schon länger und regelmäßig (!) meditieren, eine bessere Dichte an Nervenzellen im (Achtung, Fachsprech) „orbitofrontalen Kortex" aufweisen. Das ist jene Hirnregion oberhalb der Augenhöhlen, wo das Umlernen emotionaler Reaktionen passiert. Und so funktioniert die Kurzmeditation, die ihren Ursprung übrigens schon in der uralten buddhistischen Lehre hat …

Schritt-für-Schritt-Anleitung:
Die Zwei-Minuten-Meditation für schwierige Momente, in denen Du strahlen möchtest

1.
Mach diese Übung zu Deiner Routine

Für den Anfang solltest Du einen Zeitpunkt in Deinem Tagesablauf finden, der nur Dir gehört. Wo Du wirklich entspannt ohne Störungen alleine bist. Ich empfehle gerne morgens einen Augenblick der Ruhe, bevor der Tag beginnt. Aber für manche funktioniert es abends besser, kurz bevor sie zu Bett gehen. Das ist Geschmackssache. Hauptsache, alle Stressoren (Kinder, Partner, Handy, Laptop) sind für den Moment mal auf „mute" geschaltet und bleiben draußen.

2.
Finde Deine Haltung

Nun setze (oder lege) Dich entspannt hin. Beim Sitzen ist der Rücken gerade gestreckt, schließe die Augen und atme ruhig. Weil diese Meditation problemlos auch in der Öffentlichkeit funktioniert, ist sie so genial. Man kann in einer überfüllten U-Bahn sitzen und die Augen schließen. Das fällt wahrscheinlich keinem weiter auf. Oder im Büro am Schreibtisch, notfalls läuft man kurz auf die Toilette … entscheidend ist nicht das Wo, sondern das Wie.

3.

Konzentriere Dich auf Deine Atmung

Fühle Deinen Körper, spüre den Atemfluss. Wie sich der Brustkorb senkt und hebt, wie die Nasenflügel sich bewegen, wie der kühle Luftstrom die Luftröhre entlangströmt … achte auf alle körperlichen Empfindungen. Dabei wird Deinem Gehirn sehr schnell langweilig werden, es wird versuchen, etwas zu denken. Aber Du lässt keine Gedanken hochkommen. Du verurteilst sie nicht, findest sie nicht gut, Du denkst sie nur einfach nicht, schiebst sie wieder weg, und spürst weiterhin Deinen ruhigen, langsamen Atem.

4.

Fokussiere Dich auf Dein Element

Suche Dir etwas, dass Dich durch die Meditation begleitet, am besten etwas, dass Du dann immer und überall wieder benutzt. Es wird Dein Meditationselement, zu dem Du dann immer wieder zurückkehren kannst. Stell Dir zum Beispiel eine sanft flackernde Kerze vor. Ist sie Dein Element, dann betrachte sie vor Deinem geistigen Auge in aller Ruhe von allen Seiten. Sieh das Wachs, das langsam flüssig wird, sieh das warme Licht, das sie ausstrahlt, sieh den Docht, der langsam vor sich knistert … umso intensiver Du Dir Dein Element in der Phantasie vorstellst, desto besser. Oder wähle dir ein „Mantra", einen Satz, den du dir bei geschlossenen Augen immer wieder langsam, in aller Ruhe aufsagst. Es ist im Grunde egal, was der Satz besagt. Hauptsache es ist ein klarer, kurzer Ausspruch. Vielleicht aber einer, der Dich in Deiner positiven Selbstreflektion unterstützt. Zum Beispiel: „Mir geht es gut, und ich fühle die Ruhe in mir." Sage diesen Satz in Gedanken immer wieder. Nun wirst Du merken, dass immer wieder Gedanken hochkommen, dass Du abschweifst. Und da kommt die eigentliche Arbeit. Schiebe diese Gedanken hartnäckig immer wieder von Dir. Lass nichts zu, dass Dich ablenkt. Verurteile Dich aber nicht dafür, dass Bilder entstehen, oder Gedanken aufkommen. Schiebe sie einfach behutsam wieder weg und kehre sofort zurück zu Deinem Objekt, also z.B. der Kerze oder Deinem Mantra. Am Anfang wird es dir nicht gelingen, länger als wenige Sekunden jeden anderen Gedanken zu verhindern, aber mit der Zeit und reichlich Training, wird es Dir immer leichter fallen.

5.
Nimm Dir Zeit, dann geht es immer schneller

Idealerweise beginnst Du mit 3 bis 5 Minuten Meditation, nach einiger Zeit dürfen es aber schon zehn Minuten sein. Wenn Du eine Routine entwickelt hast, also Übung im „Runterkommen" hast, dann wirst Du es schaffen, Entspannung quasi auf Abruf zu finden. Dann setzt Du dich, wann immer negative Emotionen im Alltag aufkommen, kurz hin, konzentrierst Dich auf Deine Übung, und zack, bist Du ruhiger, selbstbewusster, stärker. Und wirkst anziehender.

Nun steht dieses Kapitel ja unter der Überschrift „Beauty und Charisma". Klar reicht eine simple Meditation da nicht aus, um zum Menschenmagneten zu werden, schön wär's. Aber die Achtsamkeits-Übung ist quasi der erste Schritt in die richtige (und wichtige!) Richtung. Denn nicht, wie wir aussehen, bestimmt unsere Ausstrahlung. Sondern wir strahlen aus, was wir sind. Es spielt für Charisma überhaupt keine Rolle, ob man klein oder groß, dick oder dünn, jung oder alt, blond oder brünett ist. Auch vermeintliche Schönheitsfehler interessieren niemanden. Brigitte Bardot wurde trotz Zahnlücke weltberühmt. Paris Hilton hat einen Muskelschaden am rechten Auge, der dazu führt, dass ihr Blick immer schläfrig aussieht. Karolina Kurkova hat keinen Bauchnabel. Bruce Willis keine Haare mehr, Harry Styles vier Brustwarzen, Nick Jonas drei vordere Schneidezähne statt zwei, und so weiter. Beauty ist keine Perfektion. Beauty muss noch nicht mal klassischen Schönheitsregeln folgen. Beauty bedeutet, durch innere Haltung nach außen zu strahlen! Und genau das ist es, was Charisma - und das Trainieren seiner Ausstrahlung - so besonders macht: Jeder kann mit ein bisschen Übung anziehend wirken. Allerdings gibt es durchaus ein paar Tricks aus der Beauty-Schublade, wie man für sein Äußeres aufhübschen kann, um die Wirkung auf andere positiv zu verändern. Das sind nämlich jene Kniffe, die nicht nur das Äußere schön gepflegt aussehen lassen, sondern die - ähnlich wie die Achtsamkeits-Meditation oben - zu mehr Selbstwahrnehmung und Selbstliebe führen. Liebevolle Zuwendung an den eigenen Körper verändert nämlich die Ausstrahlung.

Vier schnelle „life-hacks" für sofort mehr Selbstliebe:

1.
Weg mit der Waage

Klar, das Streben nach dem Idealgewicht und einer schlanken Figur ist in unserer Gesellschaft fest verankert. Und das von klein auf an: Schon im Alter von zehn Jahren entwickeln Kinder eine Vorstellung davon, was sie attraktiv finden, und bewerten sich selbst. Wichtig ist aber, zwischen Gewicht, Figur und Attraktivität zu unterscheiden. Denn eigentlich haben die meisten Menschen kein Problem mit ihrem Gewicht, sondern mit ihrer Figur. Da ist die Waage also schon mal nicht hilfreich. Und selbst die Figur hat nicht unbedingt etwas mit Schönheit zu tun: Ob wir jemanden attraktiv finden oder nicht, hängt nämlich maßgeblich mit der Ausstrahlung der betreffenden Person zusammen. deswegen schreibe ich ja dieses Buch: es geht nur um Charisma. Und das kann man nicht in Kilos messen. Am besten ist es, die Waage einfach heute noch zu verschenken. Vielleicht an jemanden, den man eh nicht mag, denn man tut ihm oder ihr damit ja nicht wirklich einen Gefallen. Aber im Ernst: der einzige Indikator sollte die Lieblingshose sein. wenn sie angenehm passt, und man sich in ihr schön und wohl fühlt, braucht es keine Grammgenaue Waage. So simpel ist das. Wissenschaftler, die Essstörungen behandeln, empfehlen außerdem, mit Yoga anzufangen. Die aus Indien stammende Sportart lenkt nämlich die Aufmerksamkeit darauf, was man zu leisten im Stande ist! Und das führt zu positiveren Gedanken. Wer ständig über sein

Aussehen redet, vergleicht sich unnötigerweise mit der Norm, die wir alle im Kopf mit uns herumtragen. Wer sich ständig wiegt, fokussiert sich unnötigerweise auf Zahlen, und verläuft sich schnell in Selbstzweifeln. Konzentriert man sich dagegen auf die Funktionalität des Körpers, auf das, was er schafft, was man erreichen kann, dann drehen sich die eigenen Gedanken um ein Vielfaches stärker um das wahre Schöne: Nämlich um die positive Verbindung zwischen Körper und Geist, die eigene Widerstandskraft und den Spaß an der Bewegung.

2.
Sich selber streicheln

Der Mensch ist ein Säugetier und hat sich evolutionär in (und durch!) soziale Gruppen entwickelt. Einzelgänger waren immer die Ausnahme. Dadurch hat sich als ganz natürlicher Bestandteil der Kommunikation mit seiner Gruppe die Körperinteraktion entwickelt. Nein, kein Sex! Sondern simple gegenseitige Körperberührungen, wie das Umarmen oder Händeschütteln. Wir streichen einem anderen über den Kopf, wenn er traurig ist, nehmen ihn fest in die Arme, wenn wir uns gemeinsam freuen, oder klopfen ihm auf die Schulter, wenn sie oder er etwas gut gemacht hat. Und solche Berührungen sind extrem wichtig für eine gesunde Psyche, ja sogar überlebenswichtig: „Berührungsreize", wie Haptik-Forscher sie nennen, also die Verformung der äußeren Körperhaut durch andere soziale Wesen, sind in der frühen Kindheit die einzige Garantie für eine gesunde und stabile Kindesentwicklung. Fehlen solche Körperreize, kann das zum Tod des Kindes führen. Und tatsächlich wurde lange gerätselt, warum Menschen sich selber so oft am Tag Mund, Nase oder Ohren berühren, ohne dass es dafür einen offensichtlichen Grund gibt. Nun stellten Wissenschaftler fest, dass sich durch die Selbstberührung bestimmte elektrische Potenziale des Gehirns verändern, die mit der Speicherung von Informationen im Arbeitsgedächtnis und dem emotionalen Befinden in Verbindung standen. Heißt: Die unkontrollierten Gesichtsberührungen scheinen dabei zu helfen, Überforderung und Stressempfinden zu bekämpfen. Und andersherum: Menschen, die lange keine Berührung erlebt haben, weder von anderen noch von sich selbst, leiden an Berührungsmangel und entfernen sich nach und nach vom eigenen Körperempfinden. Sie „fremdeln" mit ihrem eigenen Körper, und fangen an, ihn weniger zu mögen. So, und was fängt man nun mit dieser Erkenntnis an? Ganz einfach. Man cremt sich jeden Tag ein. „Bodypositivity" nennen Psychologen es, wenn wir zu unserem Körper eine gute Beziehung aufbauen. Und wie bei jeder Freundschaft sind Geschenke und zärtliche Gesten das Mittel der Wahl. Sinnliche Sheabutter etwa, die liebevoll einmassiert wird, legt einen wärmenden Kokon auf gestresste Haut und stimuliert bei der Selbstmassage unser Gefühlszentrum. Übrigens auch als Betthupferl kurz vor dem Schlafengehen: Körpercremes sollen besonders wirksam sein, wenn man sie abends aufträgt. Eine US-Studie zeigt, dass die Hautbarriere dann durchlässiger ist und Wirkstoffe besser aufgenommen werden. Wer morgens aber schwer aus dem Bett kommt, sollte eine nicht fettende Körpermilch mit Zitronen- oder Ingwerwurzel-Extrakten probieren - ein toller

Energiekick am Morgen. Einfach nach der Dusche auf die noch feuchte Haut massieren. Übrigens befinden sich ganze 5.000 Sinneszellen sich auf einem Quadratzentimeter Haut. Und jede einzelne Zelle kann man glücklich cremen. Also: Egal, ob morgens oder abends, wie wäre es, bei der Selbstmassage gleich eine kurze Einheit seiner Achtsamkeits-Meditation einzulegen ;-)

3.
„Mood Food" ja, Zucker nein!

Wir essen nicht nur, wenn wir hungrig sind. Wir essen auch, weil wir traurig sind, gestresst, oder gelangweilt. Wir versuchen also, unsere Gefühle mit Essen zu beeinflussen. Und tatsächlich hat die Wissenschaft mittlerweile viele Zusammenhänge entschlüsseln können, wie Nahrungsbestandteile unsere Emotionen steuern. Aber irgendwie spukt bei den meisten von uns im Kopf herum, dass Schokolade „Nervennahrung" sein, dass etwas Zuckriges uns gut durch die Krise hilft, wenn der Tag mal besonders nervig ist. Wissenschaftler vermuten, das liegt daran, dass die Muttermilch, die wir als Baby als erstes geschmeckt haben, süßlich ist. So triggert Schokolade & Co uns auch noch als Erwachsene, schenkt uns ein Gefühl von Geborgenheit, Sicherheit. Aber die negativen Folgen von Zucker beschränken sich leider nicht nur Zahngesundheit und das Körpergewicht. Regelmäßiger Zuckerverzehr erhöht langfristig das Risiko für psychische Störungen, wie etwa Depressionen. Achtung: Damit ist nicht der Zucker aus gesunden Lebensmitteln wie Früchten gemeint. Bei jenem Zucker, der das Stimmungstief begünstigen kann, geht es um industriell verarbeiteten Zucker, wie er in Softdrinks oder Süßigkeiten enthalten ist. Dazu gibt es mittlerweile viele Untersuchungen. Etwa diese: Männer, die in einer Studie mehr als 67 Gramm Zucker pro Tag zu sich nahmen, hatten im Vergleich zu jenen Männern, die weniger als 39,5 Gramm Zucker zu sich nahmen, ein um 23 Prozent höheres Risiko, in den nächsten fünf Jahren eine psychische Erkrankung zu entwickeln. Also gerade mal 27,5 Gramm Zucker Unterschied! Das entspricht zwei Zuckerwürfeln am Tag. Wer seinen Kaffee also morgens und mittags mit je einem Stück Zucker nimmt, ist schon voll in der Risikogruppe. Dieselbe Menge kann schon ein einziges Glas Limo am Tag liefern oder 100 Gramm des falschen (also gezuckerten) Müslis. Besser: Nährstoffreiche Lebensmittel wie zum Beispiel grünes Gemüse, Bananen oder Nüsse. Sie können die Verarbeitungsprozesse im Gehirn nämlich positiv beeinflussen - und dafür sorgen, dass Botenstoffe wie Dopamin und das „Glückshormon Serotonin" vermehrt produziert werden. Diese „mood foods" haben also tatsächlich einen positiven Effekt auf unsere Stimmung.

„Eine gute Küche ist
das Fundament allen Glücks."

(Auguste Escoffier, französischer Meisterkoch, 1846-1935)

4.
Behandle Dein Spiegelbild wie Deine beste Freundin / Deinen besten Freund

Im Grunde ist das die oberste, und zugleich auch einfachste Regel, wenn man mehr Selbstliebe lernen möchte. Und ja, es ist wirklich so simpel: Wenn Du in Gedanken mit Dir selber redest, mit Deinen Gedanken umgehst, behandele Dich so als würdest mit einer/einem engen Vertrauten sprechen, und frage Dich, wie Du sie oder ihn behandeln würdest: Wenn ein Kollege einen schlechten Tag hat, und „down" ist, was würdest Du ihm sagen? Du würdest ihn trösten, ermuntern, und keinesfalls von ihm verlangen, sich gefälligst mal zusammenzureißen! Oder wenn eine gute Freundin an sich selber zweifelt, mit sich unzufrieden ist, dann würdest Du doch wahrscheinlich versuchen ihr gut zuzusprechen. Du würdest ihr klar machen, wo ihre Stärken liegen, wo sie erfolgreich und besonders ist. Wofür Du sie liebst. Du würdest definitiv nicht noch extra auf dem Fehler rumreiten, und die Ursachen dafür en detail erörtern. Richtig? Dann tu es bei dir selber auch nicht!

„Die Gegenwart eines Gedankens ist
wie die Gegenwart einer Geliebten."
(Arthur Schopenhauer, deutscher Philosoph 1788 - 1860)

Workshop:
Bringe Deine innere Schönheit zum Strahlen!

So, jetzt haben wir ganz viel über innere Schönheit und innere Hässlichkeit geredet, nun wird es Zeit für eine Aufgabe. Denn alles Wissen nutzt gar nichts, wenn Du es Dir nicht so aneignest, dass es in Deinem Gehirn fest verankert wird. Einmal lesen reicht nicht, Du musst ernsthaft trainieren, an Dir arbeiten, um Dein schönstes Ich zu entfesseln.

Anleitung:
Du kannst die folgenden Seiten erstmal ausfüllen und direkt hineinschreiben, falls du gleich loslegen möchtest. Aber dann musst du Dir ein kleines Büchlein besorgen und da selber handschriftlich alles festhalten, also Wort für Wort abschreiben. Weil das selber geschriebene Wort viel stärker auf das Gehirn wirkt als das gelesene oder getippte.

Denke beim Schreiben gut über das nach, was Du da festhältst. Lass Dir Zeit und gönn Dir Ruhe zum Schreiben. Die Sätze funktionieren ganz simpel, Du musst nur an manchen Stellen Jahreszahlen oder Worte einsetzen, an sich ist es fast selbsterklärend. Los geht's:

„Ich habe es in mit! Ab heute bin ich nicht mehr der Mensch, der ich die letzten _____ Jahre war. Ab heute bin ich größer, schöner, und werde die Menschen um mich herum begeistern! Ich werde strahlen, leuchten, und alles erreichen, was ich mir wünsche. Ab heute beginnt mein neues Ich!"

Dann, Teil zwei der Aufgabe, schreibst Du untereinander in einer Liste fünf kurze Sätze, die perfekt beschreiben, was Dein neues Ich auszeichnet. Also im Grunde beschreibst du die Person, die Du ab heute sein wirst. Welche fünf Eigenschaften sollen „typisch" sein für Dich, wofür wird man Dich lieben, worauf wirst Du stolz sein? Das können Sätze sein wie: „Ich gehe offen auf meine Mitmenschen zu" oder „Ich bin ein fröhlicher Mensch" oder „Ich wirke attraktiv". mit dieser Übung programmierst du Dein Gehirn darauf, positive Werte zu fördern. Deswegen ist es auch wichtig, dass in den fünf Sätzen kein „Nein" oder „nicht" vorkommt. Verboten sind Dinge wie „Ich bin nicht mehr unsichtbar" oder „Ich lasse mich nicht mehr rumschubsen". Dreh solche Gedanken unbedingt ins Positive und schreib stattdessen bitte: „Alle werden mich wahrnehmen und bewundern" oder „Ich bin stark und sage Nein, wenn ich will." Hier als Vorlage also Dein Mini-Charisma-Mantra zum Ausfüllen. Aber wie gesagt solltest Du das ganze bitte unbedingt selber aufschreiben.

*Ich habe es in mir!   Ab heute bin ich nicht mehr der
Mensch, der ich die letzten _____ Jahre war. Ab
heute bin ich größer, schöner, und werde die Menschen um
mich herum begeistern! Ich werde strahlen, leuchten, und
alles erreichen, was ich mir wünsche.
Ab heute beginnt mein neues Ich!*

1.

_____

2.

_____

3.

_____

4.

_____

5.

_____

Und nun „arbeitest" Du mit diesem Leitmotiv eine Woche lang. Jeden Tag, morgens nach dem Aufwachen, liest Du Deinen Entscheidungssatz und Deine fünf tollen Eigenschaften in aller Ruhe durch. Immer wieder. Lies sie, leise oder laut, schließ Deine Augen und lass die Worte auf Dich wirken. In der positiven Psychologie nennt man das „Affirmation", eine Bestärkung. Dann abends, vor dem Zubettgehen, liest du sie noch einmal und denkst darüber nach, wie der Tag so war. Und Du schreibst (jeden Tag) der Woche zu jeder Eigenschaft einen „Beweis" dafür auf, dass Du jetzt schon genau der Mensch geworden bist, den du anfangs beschrieben hast. was ist heute also Tolles passiert, wo hat Dein Charisma schon funktioniert? Bis Du Dein eigenes Charismatagebuch angelegt hast, könntest Du hier schon mal anfangen, aber wie gesagt: das Schreiben mit der Hand gehört zur kognitiven Verfestigung dazu. Also spar Dir diesen Schritt nicht. Wenn Du hier anfängst reinzuschreiben, und erst in ein oder zwei Tagen Dein eigenes Buch beginnst, dann schreibe die Dinge bitte ab, die Du hier schon mal notiert hast.

Erster Tag

Beweis 1:

_____

_____

Beweis 2:

_____

_____

Beweis 3:

_____

_____

Beweis 4:

_____

_____

Beweis 5:

_____

_____

Zweiter Tag

Beweis 1:

_____

_____

Beweis 2:

_____

_____

Beweis 3:

_____

_____

Beweis 4:

_____

_____

Beweis 5:

_____

_____

Dritter Tag

Beweis 1:

_____

_____

Beweis 2:

_____

_____

Beweis 3:

_____

_____

Beweis 4:

_____

_____

Beweis 5:

_____

_____

Vierter Tag

Beweis 1:

_____

_____

Beweis 2:

_____

_____

Beweis 3:

_____

_____

Beweis 4:

_____

_____

Beweis 5:

_____

_____

Fünfter Tag

Beweis 1:

_____

_____

Beweis 2:

_____

_____

Beweis 3:

_____

_____

Beweis 4:

_____

_____

Beweis 5:

_____

_____

Sechster Tag

Beweis 1:

_____

_____

Beweis 2:

_____

_____

Beweis 3:

_____

_____

Beweis 4:

_____

_____

Beweis 5:

_____

_____

Siebter Tag

Beweis 1:

_____

_____

Beweis 2:

_____

_____

Beweis 3:

_____

_____

Beweis 4:

_____

_____

Beweis 5:

_____

_____

Der Clou dieses Trainings ist, dass Du mit der Zeit erkennst, dass es stimmt: Du siehst Dein neues Ich, erlebst wie es durch die Welt läuft. Und mit der Zeit verschwinden die Glaubenssätze, die vorher Dein Denken beherrscht haben. „Ich bin nicht gut genug", „Ich bin nicht hübsch genug", „Ich bin klein und unsichtbar" ... all diese dummen dummen Gedanken lösen sich auf und machen Platz für Dein neues Ich. Oder ganz technisch gesagt: Du programmierst gerade Dein Gehirn um. gut so!

Dann, wenn die erste Woche rum ist, nimmst Du Dein Buch wieder zur Hand und schreibst fünf tolle positive neue Eigenschaften auf, die auf dich zutreffen. Denk darüber nach, was du dir vorgenommen hattest, und was Du davon schlau mit Beweisen belegen konntest. Daraus leitest du deine Eigenschaften ab. Du kannst auch neue dazu schreiben, wenn Dir statt der ursprünglichen jetzt noch andere eingefallen sind, die Dich auszeichnen und besonders machen.

Und darunter dann einen Text, was eigentlich konkret Dein Ziel ist. Wie soll der neue Mensch im Alltag sein, wenn Du mit diesem Buch hier fertig bist. Wer wirst Du sein, und wie wirst Du Dich dabei fühlen?

Nun bin ich seit einer Woche ein neuer Mensch.   Und es stimmt, ich bin schon jetzt …

1.

_____

2.

_____

3.

_____

4.

_____

5.

_____

Wenn ich mit diesem „Big Book of Beauty" durch bin, werde ich eine Person sein, die …

_____

_____

_____

_____

Und es wird mir dabei großartig gehen!
Denn ich werde mich …

_____

_____

_____

_____ *fühlen.*

Kapitel 3
Das „Flywheel-Konzept", oder:
Wie man alles erreicht,
was man sich vornimmt

Wie gesagt, Charisma nicht diese eine, magisch anmutende, ganz bestimmte Eigenschaft, sondern ein ganzes Bündel von Fähigkeiten, die es Dir ermöglichen, nicht nur Dich selbst zu begeistern, Dinge anzupacken, umzusetzen … sondern eben auch andere zu begeistern.

Deswegen sind Charismatiker auch oft selbständig: weil sie es mögen und können (!), 1. selbst und 2. ständig

Entscheidungen zu treffen und sich zu motivieren. Der „normale" Angestellte ist vielleicht durch die ewige dauerschleife des Alltags etwas müde geworden, und folgt gerne Entscheidungen, die ihm vorgegeben werden. Weil es bequem ist. Charismatiker aber sind immer auch Macher. Das muss kein großer Erfolg sein, den man in der Vergangenheit erreicht hat, ein „Macher" zu sein bedeutet nur, gerne Dinge anzupacken, sich Herausforderungen zu stellen. Den Mund aufzumachen, wenn andere lieber schweigen. Einzutreten für seine Überzeugungen, und gegen Ungerechtigkeiten oder Widerstand anzukämpfen. Denk nur an das Beispiel von der ätzenden Chefredakteurin, von der ich im Kapitel zuvor erzählt habe. Die toxische Arbeitsatmosphäre hat mich nicht nur schwer deprimiert, sondern sie hat mich auch klein gemacht. Sie hat mir alle Energie geraubt und Selbstzweifel gesät. von Ausstrahlung oder Selbstbewusstsein hatte ich damals nichts mehr übrig. Sonst hätte ich aufstehen und rebellieren, mich für andere stark machen müssen. Aber dafür fehlte mir (damals) die Energie. Also bin ich gegangen, habe den Schwanz eingekniffen und mich im wahrsten Sinne des Wortes bei Nacht und Nebel davongestohlen. Nicht gerade rühmlich, zugegeben.

Heute, 15 Jahre später, ist meine Persönlichkeit weiter, ich bin so weit gereift, dass ich die Situation damals angepackt und bekämpft hätte. Dafür gibt es das schöne Bild vom Auto: Manchmal sitzt man auf dem Beifahrersitz und lässt jemand anderes diktieren, wo es lang geht. Idealerweise würde man sich aber in den „driver seat" setzen und das Lenkrad selber in die Hand nehmen.

Ein anderes Beispiel: Jahre später hatte ich wieder so einen Kollateral-Schaden als Vorgesetzten. Der Film „Der Teufel trägt Prada" wurde nicht zufällig anhand der Notizen aus dem Redaktionsalltag eines Hochglanzmagazins geschrieben. Also, anderes Magazin, anderer Chef. Diesmal ein Mann. Und als Chefredakteur wieder völlig ungeeignet, denn er verstand weder die grundlegenden Strukturen, wie Magazine entstehen, oder wie man Leser erreicht, noch hatte er irgendein Interesse darin, die Kreativität seines Teams zu fördern. Stattdessen ging es ihm nur darum, seine eigene Person nach außen als Marke zu etablieren. Salopp gesagt wollte er sich geil fühlen, der normale Alltag und der Umgang mit Untergebenen war dabei ein lästiges Hindernis. Es entstand ein völlig gestörtes, dysfunktionales System, das nicht nur der Marke schadete, für die wir alle arbeiteten, sondern den Angestellten psychisch schwer zusetzte. Weil sich jeder einzelne unterdrückt fühlte, statt gefördert. Ausgesaugt und beschmutzt statt respektiert. Was war der Unterschied zu meinem Scheitern Jahre zuvor? Diesmal hatte ich mehr Kraft, mehr Selbstbewusstsein, habe mich gegen die Ungerechtigkeit gestemmt und mich für das ganze Team stark gemacht. Ich habe es geschafft, in den „driver seat" zu klettern. Am Ende dankt einem das zwar auch niemand, aber ich habe mich wenigstens gut gefühlt damit, nicht kleinbeizugeben, und war stolz auf meine Leistung. Das war damals ein „Durchbruch" für mich, dass man sich nicht mit Ungerechtigkeiten, Mobbing, Psychoterror und schadhaften Systemen abfinden muss, sondern dass man aufstehen und für seine Rechte einstehen kann. Was das jetzt mit Charisma zu tun hat? Ganz einfach: Solche Durchbrüche sind quasi die essentiellen Pflastersteine, die den Weg zu mehr Charisma bauen. Eine große Persönlichkeit wird in ihrem Leben viele solche Durchbrüche erlebt haben. Denn sie machen Dich stark.

Durchbrüche erreicht man immer dann, wenn man etwas ausprobiert und merkt: Oh wow, ich habe das geschafft! Zum Beispiel die Tochter, die von der Mutter immer gemaßregelt wird, „halt den Rücken gerade", „was hast du nur für eine hässliche Frisur", „Du könntest auch mal wieder abnehmen", und so weiter. Wenn die Tochter es schafft, mal ihre Meinung zu sagen, „Mama, kritisier mich nicht immer! Finde Dich damit ab, dass ich ein eigenständiger Mensch bin", und dann merkt: hoppla, meine Mutter ist tatsächlich plötzlich viel handsamer … das wäre ein Durchbruch. Oder der junge Mann, der abends in der Bar am Tresen steht und sich einredet: „Mich spricht eh nie eine Frau an, ich bin viel zu wenig interessant, nicht attraktiv genug. Ich bin nicht erfolgreich beim Flirten, das wird eh nie klappen", etc. Spricht er dann aber doch mal eine Frau an, unterhält sich gut und bittet sie um ein Wiedersehen … auch das wäre ein Durchbruch (egal, ob sie zum Wiedersehen Ja oder Nein sagt). Und wenn wir von Ausstrahlung und Charisma reden, sind diese Durchbrüche enorm wichtig! Die Psychologie lehrt uns: Indem etwas Gutes passiert, passiert mehr Gutes. Das nennt man dann den „Flywheel-Effekt". Auf Gutes folgt immer mehr Gutes, ein Durchbruch nach dem anderen.

Nehmen wir dafür mal ein Beispiel aus der Wirtschaft: Amazon verkauft online Produkte. So weit klar. Das tolle Angebot im Shop lockt Millionen von Kunden an. Und dann denkt sich ein Hersteller eines Produkts: Wie erreiche ich mehr Kunden, ah, ich könnte bei Amazon verkaufen. Also kommen im Shop von Amazon immer mehr tolle Produkte zusammen. Durchbruch! Und immer mehr neue Anbieter locken immer mehr neue Kunden an! Der nächste Durchbruch. Also eine unendliche Aufwärtsspirale. Erste Fortschritte führen zu neuen Fortschritten. Übrigens kommt diese Theorie vom flywheel tatsächlich von Amazon-Gründer Jeff Bezos selbst.

Und auch, wenn dieses Konzept eigentlich aus dem Marketing stammt, arbeiten auch Charisma-Coaches, oder Dating-Coaches damit. Aus Männer-Flirt-Trainings kennt man etwa das beliebte Beispiel mit dem Mann in der Bar, der sich denkt, ihn spricht eh nie eine Frau an. Flywheel wäre hier: Er überwindet seine Blockade und spricht aktiv eine Frau an. Und zack, der erste Fortschritt. Ein erstes Gespräch. Und es hat super geklappt, war ganz mühelos, hat Spaß gemacht, und er hat positives feedback auf seine Persönlichkeit bekommen. Wow! Durchbruch! Und dann hat er plötzlich auch mehr Lust, zu flirten. Aus Gutem entsteht mehr Gutes. Am nächsten Abend zieht er sich hoch motiviert an (wahrscheinlich auch gleich ein bisschen schicker, lässiger), geht wieder in die Bar, strahlt aber dieses Mal mehr Selbstbewusstsein aus. Und er wartet nicht vergeblich, angesprochen zu werden, sondern unterhält sich ganz selbstverständlich mit Frauen. Und mit jeder neuen Telefonnummer, die er kassiert, mit jeder neuen Verabredung, steigt sein Selbstwertgefühl. Er merkt: Hey, ich kann das auch, ich bin interessant! Ich bin etwas wert. Durchbruch! Und das ist im Grunde das Geheimnis hinter dem Flywheel. Wenn es erstmal anfängt zu laufen, dann läuft es eben: Indem man sich attraktiver fühlt, wirkt man tatsächlich anziehender. Weil man anders auftritt, sich anders bewegt, eine positivere Einstellung zum Leben hat. Und dieser Erfolg macht auch ein klein bisschen süchtig, man will wieder gut ankommen. Und so eilt man von Durchbruch zu Durchbruch. Wirklich verständlich wird es vielleicht, wenn ich das Ganze einmal umdrehe. Statt positiven Erfahrungen, die Dich abheben lassen, denken wir mal das Gegenteil durch, am Beispiel von Bewerbungen im Job: Man schickt jeden Tag zig Schreiben an Firmen, man denkt, „yes - ich bin so weit!"

Man fühlt sich sicher und wertvoll. Also geht man dann auch zu Bewerbungsgesprächen. Aber wenn man erstmal bei hundert Bewerbungsgesprächen war, und hundertmal ins Gesicht gesagt bekommen hat: „Sie sind nicht der Richtige. Jemand anderes ist besser als Sie." Dann knickt die Psyche bei den allermeisten irgendwann ein. Man wird klein, man macht sich selber klein, und fühlt sich wertlos. Null Durchbruch in Sicht! Und wer erstmal so demotiviert ist, wird ängstlich und scheu. Dann wird es ihm schwerfallen, beim nächsten Vorstellungsgespräch so zu glänzen, wie er möchte.

Da schwingt übrigens eine Sache mit, die viele von uns (wieder mal) aus der frühen Kindheit mit sich herumschleppen: eine komplett falsche, überzogene Erwartungshaltung. Eltern neigen dazu, ihre kids mit Bestätigungen anzufüttern: Du bist mein kleiner Prinz, Du machst das toll, Du bist die Allerhübscheste, und so weiter. Das ist ja auch lieb gemeint, und absolut verständlich. Der Haken daran ist aber, wenn dann später im Leben mal etwas nicht auf Anhieb klappt. Wenn der Personalchef Dir sagt, dass er Dich nicht gut findet. Oder der Flirt in der Bar Dich eiskalt stehenlässt. Dann zieht Dich das mehr runter, als es sein müsste. Eine wirklich funktionale Einstellung wäre: „Egal, was ich anfange - es ist völlig okay, dass am Anfang alles schief geht."

Aber so eine Einstellung bringen nur die wenigsten Eltern ihren Kindern bei. Deswegen müssen wir es als Erwachsene lernen. Am besten schreibst Du Dir diesen Satz auf und klebst ihn irgendwo hin, auf Deinen Spiegel, über Deinen Schreibtisch oder an den Kühlschrank. Denn er ist so unfassbar wahr:

> „Egal, was ich anfange - es ist völlig okay und normal, dass am Anfang alles schief geht. Das macht überhaupt nichts, im Gegenteil: Zwischendurch mal zu scheitern ist völlig in Ordnung!"

Wenn wir gerade schon bei Charisma-Coaches sind, habe ich noch eine Anekdote, oder eher eine Geschichte, die verdeutlichen soll, wie Ausstrahlung so funktioniert:

Die Legende „Vom Zeitungsjungen zum Millionär"

Als junger Knabe jobbte irgendwo in Amerika ein Bub bei einem Zeitungsverlag. Sein Job war es, Abonnements an zukünftige Leser zu verkaufen. Also lief der Knirps mit seinen zehn, elf Jahren von Tür zu Tür und sollte die Leute bequatschen, ein Jahres-Abo abzuschließen. Aber alle schlugen ihm die Tür vor der Nase zu, wollten ihm kein Abo abkaufen. Dann saß er frustriert zuhause und überlegte, was er besser machen könnte. Und er kam sich selber auf die Schliche: Denn er schaute den Leuten nicht in die Augen. Dafür fehlte dem Kleinen einfach das Selbstvertrauen. Und er beschloss, dieses Defizit mit einem Trick zu überlisten: Er guckte den Leuten einfach hoch auf die Nasenwurzel, also auf einen Punkt zwischen den Augen. Und lächelte sie dabei an. Er lächelte sogar schon, sobald er die Türklingel drückte. So öffneten die Menschen ihre Haustür, und da stand ein kleiner strahlender Junge, der ihnen herzlich in die Augen schaute (was er ja gar nicht wirklich tat). Und sie kauften ihm alle Abos ab.

Ich nehme mal ganz schwer an, die Geschichte ist totaler Humbug und frei erfunden. Aber hilfreich ist sie trotzdem. Was lernt man aus ihr? Gleich zwei wertvolle Lektionen. Erstens, dass Abkürzungen und „cheats" auf dem Weg zu Charisma völlig okay sind. Zweitens aber, und das ist das Wichtigere: Dass man auf dem Weg zu mehr Strahlkraft seinen inneren Schweinehund beherrscht kriegen muss. Denn um sich mehr Charisma zu erarbeiten, braucht es genau das: Arbeit. Von nichts kommt nichts, so ist es eben. Wie beim Sport: Wer aus eigenem Antrieb nicht von der Couch hochkommt, der baut keine Muskeln auf, nimmt nicht ab, wird nicht gesünder, und fühlt sich nackt auch nicht so sexy. Denn der kleine Knirps aus der Geschichte macht es genau richtig: Er stellt sich die drei großen „W-Fragen". Was will ich erreichen (Abonnements), Wie soll ich das schaffen (Indem ich die Leute herzlich anlächele und eine Beziehung aufbaue), und Warum mache ich den ganzen Scheiß eigentlich? (weil ich Geld verdienen muss, damit ich irgendwann ein Unternehmen eröffnen kann, und so weiter). Aber betrachten wir die drei W-Fragen einmal genauer.

So besiegst Du Deinen inneren Schweinehund, ein für alle Mal!

Die besagten drei großen W-Fragen klingen erstmal (wie so oft in der Psychologie) verdammt simpel. Ja, eigentlich banal, richtig naiv. Und doch arbeitet kaum jemand ernsthaft damit. Und Du gehörst ab heute zu den Schlauen, die es besser wissen. Denn es stimmt schon, wann immer jemand nicht das tut, was er tun sollte/könnte/ möchte, dann liegt es an einem der folgenden drei Punkte.

1. WAS?

Eine einfache Frage. Was soll ich machen? Was ist mein Ziel? Mal ein paar schnelle Beispiele:
- Eine Lebensgefährtin finden in den nächsten 6 Monaten.
- Mich selbständig machen mit 3000 Euro Monatsumsatz im ersten Quartal.
- Abspecken und mir bis zum Sommer ein Sixpack zulegen.
- Meine Partnerschaft lebenslang glücklich halten …

und so weiter. Man muss sich erst ganz klar ein definiertes Ziel setzen, sonst nehmen die meisten es gar nicht oder nur halbherzig in Angriff.

Schreib Dir Dein ganz konkretes Ziel auf. In welchem Zeitrahmen willst Du WAS erreichen?

2. WIE?

Nehmen wir mal das Beispiel, jemand hat sich vorgenommen, er will in sechs Monaten 10 Kilo abnehmen. Dann muss er sich überlegen, wie er das erreichen kann. Denn wenn man nicht weiß, wie man ein Ziel anpackt, dann lässt man es auch schnell wieder schleifen. Deswegen schreib Dir einen Plan auf, mit vielen kleinen Etappen.

Also wären die „Wie's" in diesem Fall zum Beispiel: Wie stelle ich meine Ernährung um, wie reduziere ich mein Kalorienziel, wie koche ich gesund? - Wie kann ich kalorienarme Ernährung in meinen stressigen Büro-Alltag integrieren? - Wie fange ich mit Sport an? Gehe ich joggen, kaufe ich mir einen Hula-Hoop-Reifen? Wie oft gehe ich abends ins Gym, wie erstelle ich mir einen effektiven Sport-Plan?

Und es ist völlig okay, am Anfang nicht zu wissen, wie etwas funktionieren oder klappen kann. Dafür gibt es das Internet, da findet man so ziemlich zu allem eine Anleitung. Wenn man zum Beispiel nicht weiß, wie man kocht, muss das Wie beinhalten: Ich besorge mir Kochbücher mit Diät-Rezepten. Wenn ich nicht weiß, wie man einen Hula-Hoop-Ring dazu bringt, sich minutenlang im Kreis zu drehen, kann man auf YouTube nachschauen, und sich hunderte Tutorials zu Gemüte führen, bis dieser elende Reifen endlich das macht, was er soll.

Übrigens: Das WIE bedeutet auch, sich vorher konkret zu überlegen, wie man Blockaden aus dem Weg räumt, Hindernisse. Beispiel: Wenn mich die nette Kollegin fragt, ob wir nach der Arbeit noch zusammen ein Glas Wein trinken wollen... Solche alltäglichen Hindernisse treten immer auf. Dabei helfen dann vorher aufgestellte Bewältigungspläne: Anhand so eines Plans überlege ich von vornherein, wie ich auf Hindernisse reagieren werde, die meinem Ziel im Weg stehen könnten. Auf die Frage der Kollegin könnte ich zum Beispiel antworten: Ach schade, heute ist ausgerechnet mein Schwimmtag. Aber hast du nicht Lust mitzukommen? (siehe „Goldene Regeln der Motivation, Seite 74).

3. WARUM?

Mal angenommen, Du weißt, Du willst mehr Sport machen. du weißt, wie es geht, hast Dir Kochbücher besorgt und eine Mitgliedschaft im Fitnessstudio abgeschlossen. Ausgezeichnet! Aber dann fehlt Dir doch wieder die Motivation, Aufzustehen und zum Sport zu gehen. Weil Du andere Dinge lieber machen möchtest. Du willst lieber gemütlich auf dem Sofa sitzen und Netflix gucken. Außerdem regnet es. Und der Tag war ja so anstrengend! Und eigentlich willst Du jetzt lieber eine Tafel Schokolade essen, weil Du genervt bist von der Arbeit. für alle diese Momente hilft das „Warum". Charismatische Persönlichkeiten wissen nicht nur was sie machen wollen, und wie man das macht - sie wissen vor allem auch, warum sie das machen wollen!

Dann hilft es, ein System von „natürlichen Folgen" zu etablieren. Das kommt aus der Motivationspsychologie: Jede Deiner Entscheidungen muss Folgen haben, Konsequenzen. Wenn Du einfach nur daheimbleibst, auf dem Sofa liegst und Schokolade zu Deiner aktuellen Lieblings-Serie isst, dann kommst Du, pardon, nie aus dem Quark! Wenn Du eine Entscheidung zugunsten Deines Schweinehundes triffst, dann musst du die Konsequenzen ertragen. Denn wenn es „schmerzt", etwas nicht zu machen, dann motiviert uns das sechsmal so viel, wie eine positive Belohnung. Beispiel: abends nach der Arbeit noch zum Sport gehen, oder auf dem Sofa sitzen bleiben? Für die meisten wäre es entspannender, gemütlicher, zuhause sitzen zu bleiben, klar. Es gibt ja auch keine konkrete Belohnung oder Strafe ... man entscheidet sich also für die einfachste Variante. Der innere Schweinehund siegt mal wieder.

Wenn Du aber ein Bestrafungs-Prinzip hast, sagen wir mal Du musst 100 Euro in eine Spardose stecken, wenn Du nicht zum Sport gehst … dann würdest Du es Dir wahrscheinlich schon eher nochmal überlegen ;-)

Die Idee wäre also, sich für sein „Was-Wie-Warum" ein Belohnungssystem zu etablieren. Meine Empfehlung: Eine Punktetafel. Hier trägt man sich jeden Tag To-Dos ein, die man abhakt, wenn man etwas geschafft hat. Oder man klebt kleine smileys drauf, oder was auch immer. Und dann kann man sich für Etappensiege belohnen, beziehungsweise bestrafen. Hier mal eine Vorlage, wie so eine Punktetafel aussehen kann:

Belohnungs-Tabelle

ZIEL ERREICHT?	MONTAG	DIENSTAG	MITTWOCH	DONNERSTAG	FREITAG	SAMSTAG	SONNTAG
Weniger als 1.500 kcal gegessen ...	🙂		🙂				
10 Minuten Hula-Hoop geschafft ...		🙂	🙂				
100 Liegestütze geschafft ...	🙂	🙂					
10.000 Schritte gegangen ...		🙂	🙂				
30 Minuten Bauchweg-Gürtel getragen ...	🙂		🙂				
45 Minuten Cardiotraining im Gym absolviert ...		🙂	🙂				
Heute auf Süßes/Chips & Co verzichtet ...	🙂	🙂	🙂				

BESTRAFUNGEN

Weniger als 5 Smileys pro Tag:
Sofort 50 Liegestützen machen

Weniger als 4 Smileys pro Tag:
Sofort 50 Liegestützen UND 50 Euro in die Sparkasse stecken

WOCHEN-BELOHNUNG

Insgesamt mehr als 46 Smileys:
Ein Eisbecher am Sonntag abend als Dessert essen

Wer sich jetzt fragt, was der innere Schweinehund und das ganze Gerede von W-Fragen mit Ausstrahlung zu tun hat? Sehr viel! Denn erstens hilft Dir das Verständnis von „Wie-erreiche-ich-meine-Ziele", in die richtige Richtung loszulaufen und Dein Ziel dabei im Blick zu behalten.

Zweitens kann man sich so eine Punkte-Karte auch für sein Projekt „Mehr Charisma" bauen! Überleg Dir ganz konkret Deine drei großen W-Fragen. Was, Wie, Warum. Und dazu denkst du dir schlaue, passende Etappensiege aus, wie du Dein Ziel von mehr Ausstrahlung, mehr Charisma erreichen möchtest. Im Grunde dient Dir als Vorlage zum Erarbeiten Deiner Ziele das Charisma-Tagebuch, das ich ab Seite 44 erklärt habe. Mit Hilfe der dort gesammelten „Beweise" kannst Du dir ganz easy Deine eigene Punktetafel erstellen. Um es wirklich deutlich zu machen hier noch eine zweite Vorlage, selbes Prinzip, aber dieses Mal angelegt für den Job:

Belohnungs-Tabelle

ZIEL ERREICHT?	MONTAG	DIENSTAG	MITTWOCH	DONNERSTAG	FREITAG	SAMSTAG	SONNTAG
Einem Kollegen ein konkretes Feedback geben …	🙂		🙂				
Mir selber 60 Sekunden lang im Spiegel zulächeln …		🙂					
Die „Engelsflügel"-Übung erledigen …	🙂	🙂	🙂				
10.000 Schritte gehen. …		🙂					
Mich besser anziehen, als nötig …	🙂		🙂				
45 Minuten Cardiotraining im Gym absolvieren …		🙂	😉				
Einen Kollegen öffentlich loben …	🙂		🙂				

BESTRAFUNGEN

Weniger als 5 Smileys pro Tag:
Sofort 50 Liegestützen machen

Weniger als 4 Smileys pro Tag:
Sofort 50 Liegestützen UND 20 Euro in die Sparkasse stecken

WOCHEN-BELOHNUNG

Insgesamt mehr als 46 Smileys:
Ein Eisbecher am Sonntag abend als Dessert essen

Dazu noch, nur für alle Fälle, kommen hier …

Die drei goldenen Regeln, wie man sich selbst motiviert!

REGEL 1
BLOSS NICHT ZU OPTIMISTISCH AN DIE SACHE RANGEHEN

Manche Motivationsratgeber raten dazu, einfach so positiv wie möglich zu denken. Das halte ich für Quatsch. Man kann sich nicht einfach etwas Tolles beim Universum bestellen, und dann darauf warten, bis es passiert. Vielleicht irre ich mich ja, aber das ist nun mal meine Meinung*. Träumer sind keine Macher. Wer sich aktiv bewusst macht, welche Hürden und Schwierigkeiten auf dem Weg liegen, hat bessere Chancen, ein Ziel auch zu erreichen. Deswegen musst Du dir vorher Bewältigungs-Strategien für jedes Hindernis vornehmen und dann auch durchziehen (Denk an das Beispiel von vorhin, wenn die Kollegin Dich abends spontan zum after-work-Drink einlädt)

REGEL 2 JEDER KANN KLAVIER SPIELEN

Viele Menschen sind tief in der sogenannten „Talent-Mentalität" verhaftet, und zwar leider im negativen Sinn. Viel zu oft fangen wir etwas gar nicht erst an, weil wir uns einreden, wir schaffen es eh nicht. Weil uns das Talent fehle. „Ich hab's nicht so mit Ausdauersport; ich bin leider unmusikalisch; Mathe liegt mir nicht; Ich sehe nicht gut genug aus." Völlig falscher Ansatz! Denn jeder kann alles lernen. Man muss sich nur anstrengen, an sich arbeiten, und stets darauf konzentrieren, besser zu werden – und nicht darauf, der Beste zu sein! Das ist nämlich ein Riesenunterschied.

REGEL 3
DAS ZIEL NICHT AUS DEN AUGEN VERLIEREN

Treffen sich zwei Jungs beim Fußball-Match mit der Schulklasse. Es ist Halbzeit: Einer freut sich über die 45 Minuten, die hinter ihm liegen, der andere konzentriert sich auf die zweite Halbzeit, die noch vor ihnen liegt. Wer wird mehr Tore schießen? Keine Ahnung! Aber der Zweite wird den Talent-Coach auf sich aufmerksam machen, der im Publikum sitzt. Er bekommt ein Stipendium an einer großartigen Universität, wird erfolgreicher Anwalt und verdient ein Vermögen. Das ist das Flywheel-Prinzip: Gutes entsteht aus Gutem! Wenn wir uns zu sehr auf bereits Erreichtem ausruhen, investieren wir zu wenig Energie. Wer immer das Ziel im Blick behält, hat bessere Chancen, großartig zu werden!

*(Und nur um ganz sicher zu gehen, vielleicht liege ich ja doch falsch: Liebes, liebes Universum! Schicke mir bitte zwanzig Millionen Euro. Vielen Dank! Dein Constantin)

Kapitel 4
DEIN CHARISMA-KOMPASS: DIE VIER HIMMELSRICHTUNGEN DER AUSSTRAHLUNG

Wie gesagt, Charisma ist keine einzelne Eigenschaft, es ist eher ein Zustand, den man erreichen kann. Und ein Zustand ist nichts Konstantes. Je nachdem, mit wem wir gerade reden, wirken wir manchmal anziehender und manchmal zurückhaltend, schüchtern oder sogar hilflos. Warum ist das so? Weil Ausstrahlung ein Weg ist. Von dem man abkommen kann, wenn die äußeren Umstände den Weg blockieren. Bildlich gesprochen: wenn ein umgestürzter Baum Deine Straße versperrt, musst Du einen Umweg nehmen. damit Du aber nie die Richtung aus den Augen verlierst, möchte ich dir den Charisma-Kompass vorstellen. Denn es gibt vier Wege, vier völlig entgegengesetzte Richtungen, die Deine besondere Art der Ausstrahlung einschlagen kann. Die berühmte Leadership-Trainerin Olivia Fox Cabane aus dem Silicon Valley in Kalifornien, hat es in ihrem Buch „The Charisma Myth" sehr schön zusammengefasst. Von ihrer Arbeit ausgehend möchte ich es aber ein bisschen abwandeln, an meine Erfahrungen und meine Weltsicht anpassen. Aber das Konstrukt bleibt im Wesentlichen bestehen. Es gibt vier Arten Charisma. Und jede große Persönlichkeit erstrahlt in einer dieser vier Versionen, folgt ihr wie einem Leitstern. Und du musst als erstes herausfinden, welche der vier Stärken Dir entspricht, wohin Dein Kompass zeigt (in meiner Version):

- Das Freundliche
- Das Autoritäre
- Das Visionäre
- Das Leise

Und genau deswegen bin ich der Meinung, dass es eben keineswegs so leicht ist, Charisma mit ein paar Tricks zu lernen, wie es Seminare, Bücher oder Workshops oft versprechen. Denn wer einfach ein paar Regeln und Tricks verinnerlicht, wie man beliebter wird, der steht nur zu oft genau vor diesem Problem: dass sein Charisma kommt und geht, je nach Situation. Damit man auf Dauer, in jeder Situation, egal mit wem man gerade spricht (oder vor wie vielen!) eine magnetische Anziehungskraft entwickelt, musst Du erst einmal die Art Charisma finden, die zu Dir passt.

„Es gibt nicht dieses eine Charisma.
Du musst das Charisma finden,
dass zu Dir passt!"

Das klingt vielleicht erst einmal verwirrend, wird aber sofort klar, wenn man an Marilyn Monroe denkt. Ihr Charisma tickte ganz anders als das des Dalai Lama. Und hätte jemand nun versucht, dem Dalai Lama die 0815-Tricks der sexy Blondine beizubringen, wäre am Ende wohl nur Murks dabei rausgekommen. Oder kann sich jemand den Dalai Lama vorstellen, wie er auf einem U-Bahn-Schacht steht also betrachten wir einmal die vier Arten der „magischen" Anziehungskraft näher. Denn das ist der allererste Schritt, seine Anziehungskraft auszubauen: Du musst erkennen, verstehen, welcher Art Dein Charisma ist. Autoritär oder freundlich? Und nein, eine Mischung gibt es so gut wie nie. Also lies in aller Ruhe die folgenden vier Möglichkeiten, und horche in Dich hinein. Wovon fühlst Du dich angesprochen, welche Säule entspricht Dir? Und genau diese stärkst du dann. Versuche nicht, alle vier Wege zu gehen, das wird nicht klappen. Entscheide Dich für DEINE Richtung! Bereit? Los geht's:

Das Freundliche

Klar, beim Wort „Charisma" denken die meisten von uns wahrscheinlich an lächelnde, sympathische und fröhliche Menschen. Deren Augen Dich anlächeln, wenn sie mit dir sprechen, die Herzenswärme ausstrahlen, Deine Hand zur Begrüßung nicht nur schütteln, sondern sie wirklich halten. Empathische, sympathische, liebenswerte Menschen. Mir fällt da persönlich spontan Guido Maria Kretschmer ein. wenn er Dich begrüßt, ist es, als wären Mutter Theresa, der Papst und George Clooney zu einer Person verschmolzen. Seine positive Aura umschließt Dich schon beim ersten Hallo wie eine warme Umarmung. Diese Art von Charisma zu trainieren ist aber unendlich schwieriger als es aussieht, denn diese natürliche charmante Freundlichkeit kann nicht vorgespielt werden. Dafür ist zu viel Einfühlungsvermögen und Wohlwollen gegenüber anderen Menschen nötig. Die Voraussetzung ist also, wirklich (!) offen und neugierig auf seine Mitmenschen zuzugehen. Ein bisschen nett zu lächeln und höflich zu sein, reicht nicht aus. Aber wie kann man das trainieren? Wie lernt man, ein netterer, freundlicher Mensch zu werden, wenn einem diese Gabe nicht schon in die Wiege gelegt worden ist? Man wird ein aktiver Zuhörer!

Wenn Dir ein anderer Mensch begegnet - egal ob Du ihn schon gut kennst, oder Ihr Euch auf einer Firmenfeier oder Party zum ersten Mal seht - dann versetz Dich in seine Lage: Was beschäftigt sie oder ihn wohl gerade? Wie fühlt sie/er sich wohl? Und wie kann ich dann etwas sagen, damit sie/er sich noch besser fühlt? Worüber würde sie/er sich freuen, wenn ich das jetzt sage? Aber Achtung: Ein plattes Kompliment („Hübsche

Krawatte") oder vorgespieltes Interesse („Na, alles gut?")
reichen nicht. Es sollte Dich <u>wirklich</u> interessieren, wie
es Deinem Gegenüber geht. Du darfst auch nicht aus
Kalkül handeln, also mit dem Hintergedanken „Ich frage
jetzt interessiert bisschen was, dann wirke ich attraktiv."
So funktioniert Charisma nicht. Und genau das ist eben
das schwierige an der „Freundlichen Ausstrahlung": Sie
muss authentisch sein, sonst macht sie Dich nur
unsympathisch! Andere Menschen spüren unsere wahren
Absichten unterbewusst. Egal, wie gut man sie
verstecken will. Aber auf der anderen Seite sind
Menschen generell auch sehr dankbar, sie wollen
gemocht werden. Sie wollen, dass ihnen jemand zuhört.
Sorge Du also dafür, dass Deine Absichten ehrlich sind,
zeige wahres Interesse, dann fliegen Dir die Herzen zu.
Und ja, das kann man trainieren. Nimm Dir als Übung
vor, einen Tag lang jedem Menschen, den du siehst, in
Gedanken einen guten Wunsch zu schicken. Den
formulierst du im Kopf wie eine Zauberformel und
bemühst dich, dabei wohlwollend zu lächeln. Der Mann
an der Supermarktkasse, der seinen Geldbeutel sucht: Du
wünschst ihm in Gedanken, dass er ihn schnell findet.
Die alte Dame die Schwierigkeiten hat, in den Bus zu
steigen: Du wünscht ihr im Vorbeigehen gute
Gesundheit und viel Kraft. Der junge Typ auf der
Parkbank, der in sein Handy tippt: Du sendest ihm Liebe
und wünscht ihm, dass er eine tolle Liebesbeziehung
findet. Wenn Dein Chef gestresst aussieht, oder Dich
anpault, wünscht Du ihm in Gedanken, dass er am
Abend abschalten kann und zuhause etwas Erholung
findet. Und so weiter. Für jeden Menschen, der Dir ins
Auge fällt, formulierst du einen Wunsch. Den ganzen

Tag lang.   Und abends überprüfst du, wie du Dich selber fühlst. Hat es Dir gutgetan, anderen Menschen positiv zu begegnen? Ich wette, ja. Und wenn Du diese kleine Übung nun regelmäßig in Deinen Alltag einbaust, etwa auf dem Weg zur Arbeit, oder jedes Mal, wenn Du zum Supermarkt unterwegs bist, dann gewöhnt sich Dein Gehirn an diese neue Art, positiv auf Menschen zuzugehen. Und jedes Mal, wenn Dich ein Mensch nervt (Warum geht der vor mir auf dem Bürgersteig so langsam? Warum guckt die im Bus mich so komisch an?), jedes Mal, wenn negative Emotionen hochkommen, zwingst du sie wieder in die Knie und sendest stattdessen insgeheim einen liebevollen Wunsch. So programmierst du Dein Gehirn auf Dauer um, wirst offen für andere und entdeckst das „Freundliche Charisma" für Dich.

Aber, Achtung: Freundlichkeit hat auch ihre Schattenseiten! Manche Menschen nutzen sie nämlich aus. Sie merken, da hört einer zu, und zack wird das Gespräch zur Therapiesitzung. Sie laden ihren Frust bei dir ab, und texten Dich zu. Deswegen ist es wichtig, auch als freundlicher Mensch, klare Grenzen zu ziehen.   Und: Freundliches Charisma ist nicht immer im Business hilfreich, gerade als Führungskraft. Dann darf man den Gedanken getrost vergessen, gemocht zu werden. Dein Team soll Dich nicht mögen. Nette Menschen werden weniger ernst genommen. Deswegen muss man lernen, dass sympathisch zu sein nicht bedeutet, jedem einen Gefallen zu tun, oder für jede Stimmungslage ein offenes Ohr zu haben. Man muss den Mittelweg finden zwischen nett-sein aber höflich-distanziert.

„Nur starke Naturen können *wirklich* freundlich sein. Die meisten Menschen sind nur aus Schwäche oder aus Berechnung sanft."

(François VI. Herzog de La Rochefoucauld, französischer Literat und Aktivist, 1613 - 1680)

Das Visionäre

Reden wir gleich mal über den Job: Im Berufsleben, vor allem weiter oben in der Führungshierarchie, und zwar meistens bei modernen Unternehmen, Start-ups, Tech-Fabriken, Fashion-Brands etcetera, ist das visionäre Charisma der bessere und meist schnellere Schlüssel zum Erfolg als „nur" das freundliche Charisma. Das perfekte Beispiel ist hier sicherlich Steve Jobs. Ein visionärer, charismatischer Anführer wie aus dem Bilderbuch: Mit einer schillernden Zukunftsidee und der Fähigkeit, sein soziales Umfeld mitzureißen und für die gemeinsame Arbeit zu begeistern. Also ja, diese Art des Charismas hängt von einer großen Vision oder Idee ab. Wie Martin Luther King sie hatte, und Johanna von Orleans wahrscheinlich auch, die mit 13 Jahren der Legende nach schon den Entschluss fasste, ihr Land zu befreien. Ein beliebtes Beispiel, wie diese Art der Ausstrahlung funktioniert kommt aus „Leadership"-Seminaren:

„Jage wie ein Löwe!"

Denn, der Clou ist, dass ein Löwe gar nicht selber jagt. Im Löwenrudel sind es die Weibchen, die aktiv jagen. Sie sind schlanker, leichter und können beim Zickzack-Rennen der fliehenden Antilope besser mithalten. Sie sind also schlichtweg die effektiveren, erfolgreicheren Jäger. Der männliche Löwe liegt „zuhause" rum und verteidigt sein Revier, also seinen Besitzanspruch.

Die Botschaft, die sich dahinter verbirgt: Eine visionäre Führungskraft gibt das Ziel vor, delegiert dann aber.

Vielleicht täuscht mich der Eindruck, aber ich glaube, gerade in unserer Zeit sind Visionäre besonders wichtig. Denn durch Globalisierung und Digitalisierung befinden wir uns alle in einem krassen Umbruch. Werte, Berufe, Kommunikation, alles ändert sich ununterbrochen und wahnsinnig schnell. Unsere Welt wird täglich komplexer, herausfordernder und auch unplanbarer, für viele mit Sicherheit sogar undurchschaubar. Aber genau da liegt die große Stärke des visionären Charismas: Wenn man selber ein klares Ziel vor Augen hat, weiß woran man selber glaubt, dann kann man andere mit seiner Leidenschaft anstecken, sie mitreißen. Und ihnen dadurch etwas Einfachheit im Leben zurückgeben – denn, wenn sie dem Visionär folgen, nimmt ihnen das ein Stück ihrer eigenen Unsicherheit, gibt ihnen Halt. Das hat dann manchmal schon fast etwas von einer Sekte, wenn die Zuhörer an den Lippen des Charismatikers kleben. Spricht der Visionär von seinem großen Ziel, dann funkeln seine Augen, seine Stimme bekommt mehr Pathos, er gestikuliert mit den Händen und sucht geradezu den Blickkontakt mit seinen Zuhörern. Das kann man trainieren, klar: Sprich deutlich und langsam, lieber mit einer etwas tieferen Stimme als einer zu hohen. Schildere Deine Idee in emotionalen Bildern - wie dem vom jagenden Löwen, solche Geschichten machen es einfach, Dir zuzuhören. Halte festen Blickkontakt und mache nach wichtigen Sätzen eine Pause, in der Du deinem Gegenüber bedeutungsvoll in die Augen schaust.

Zur Hilfe gibt es hier übrigens den simplen, aber cleveren Trick mit dem Spickzettel. Schreibe Dir zuerst die vier typischen und lernbaren Merkmale des Visionärs auf. Nämlich:

A. Dein Ziel

Mach Dir in einem Wort oder kurzen Satz klar, was Dein Traum ist, so konkret und knackig wie möglich. Und sammele eindeutige Zahlen, Daten und Fakten, die Deine Zukunftsvision verständlich und machbar erscheinen lassen. Erscheint Dir Deine Vision unerschütterlich und so realistisch wie möglich?

B.   - Deine Körpersprache

Wie möchtest Du auf Deine Zuhörer wirken? Möchtest Du mehr große Gesten nutzen, oder sollen Deine Augen vor Leidenschaft Funken sprühen? Stehst Du selbstbewusst genug vor Deinem Gegenüber?

C. - Deine Stimme

Wie möchtest Du gerne reden vor anderen, oder mit anderen? Langsamer, etwas tiefer, unaufgeregt, mit Pausen zwischen wichtigen Sätzen?

D. - Deine Story

Wodurch möchtest Du leidenschaftlich wirken? Durch emotionalere Erzählweise, mehr Metaphern, ansprechende Bilder in Deinen Geschichten?

Wenn Du diese Liste zusammengestellt hast, hinterfrage Dich ehrlich: Bei welcher der vier Aufgabenstellungen schwächelst Du noch? Ist zum Beispiel Deine Vision klar, Deine Körpersprache lebendig und Du erzählst in emotionalen Bildern, dafür rutscht Dir Deine Stimme aber immer weg, wenn Du vor anderen sprichst? Redest du zu schnell oder zu leise, wenn Nervosität aufkommt? Dann ist deine Stimme das, woran Du konzentriert arbeiten solltest. Und das klappt nur mit ständiger Wiederholung, im Sinne von Du musst ständig daran arbeiten, dann wird es garantiert immer besser klappen mit der Ausstrahlung. Schreibe Dir also ein Wort, eine Gedankenstütze auf, zum Beispiel „Voice", oder „Rede langsam!" oder was auch immer Dich daran erinnert, wo Dein Fokus liegt, welche Verhaltensweise Du systematisch verbessern möchtest. Und schreibe es nicht nur einmal auf, sondern gleich ein paarmal. Auf post-its oder so. Und die klebst Du Dir an Orte, wo Du im Laufe des Tages immer wieder daran erinnert wirst. Etwa an Deinen Badspiegel, auf das Lenkrad in Deinem Auto. Auf das Handy. In eine Büroschublade, an den Kühlschrank … Wichtig für die Einführung einer neuen Gewohnheit ist vor allem: regelmäßige Wiederholung. Übrigens wirst Du Dich schnell an die kleinen Zettel gewöhnen, und sie bald gar nicht mehr wahrnehmen. Deswegen ist es wichtig, dass Du sie hin und wieder an andere Stellen klebst. Sonst ist der Effekt bald wieder futsch.

Ein Nachteil des visionären Charismas ist übrigens, dass man sich darin verrennen kann. Wenn man zu krass überzeugt ist von seiner Idee, und über nichts anderes mehr spricht, wirkt es übereifrig und nervig. Und Du neigst dann vielleicht dazu, andere Meinungen erst gar nicht mehr anzuhören, sie nicht zuzulassen. Eine sehr starke, öffentliche Überzeugung sollte man also nie wie ein Korsett tragen, sondern offen bleiben für andere

Einflüsse, und vielleicht sogar ein wenig Verletzlichkeit zeigen, damit anderen sich leicht mit Dir und Deinen Überzeugungen identifizieren können.

„Wer keine Vision hat, vermag weder große Hoffnung zu erfüllen, noch große Vorhaben zu verwirklichen."

(Woodrow Wilson, 28. US Präsident, 1856-1924)

Das Autoritäre

Ebenfalls in Führungsetagen häufig zu finden ist das sogenannte autoritäre Charisma. Und zwar vor allem in eher veralteten, verkrusteten Unternehmensbereichen. Gerne auch in von Männern dominierten Geschäftswelten. Es entsteht aus der absoluten Machtstellung - etwa eines Firmenbosses oder einer Vorständin - und somit automatisch aus dem Respekt des Gegenübers. Nun könnte man fragen: Hat die Chefin diese Ausstrahlung, weil sie Chefin ist, oder ist sie Chefin geworden, weil sie diese Ausstrahlung bereits vorher hatte? Meistens stimmt Zweiteres. Es gibt das sogenannte „Schwimmer-Paradoxon", das diesen Umstand vielleicht erklärt: Betrachtet man beispielsweise männliche Profi-Schwimmer, etwa bei den Olympischen Spielen, denken sich viele: Naja, klar hat der einen athletischen Traumkörper, er ist ja Profischwimmer, also hart durchtrainiert. Die Wahrheit tickt aber andersherum. der Mann am Beckenrand mit dem tollen V-Rücken und den starken Schultern ist wohl eher super erfolgreicher Schwimmer geworden, weil seine Gene ihm den Körper geschenkt haben, den man braucht, um ein Top-Athlet zu werden. Genauso ist es mit dem autoritären Charisma: Der Chef ist Chef geworden, weil er die Attitüde mitgebracht hat. Er ist nicht erst erfolgreich gewesen und hat sich dann erst angewöhnt, seine Angestellten mit klaren Kommandos zu navigieren.

In der freien Wirtschaft kommen vor allem Menschen voran, die von Haus aus diese gewisse „bossy attitude" haben. Sind das deswegen die besseren Chefs? Nein keineswegs. Aber Personaler fallen immer wieder (!) auf das Autoritäre rein, auch wenn andere Bewerber eleganter, kompetenter, freundlicher oder visionärer wären. Aber dieses Buch ist ja kein Berufsratgeber, wie man sich mit Ellbogen an die Spitze boxt und dabei vielleicht eigene Unfähigkeit versteckt. Sondern ich will ganz neutral beleuchten, was für vier Säulen der Ausstrahlung es gibt.

Die Basis des autoritären Charismas ist pures. Selbstbewusstsein. Und um das auszustrahlen, ist es nötig, seinen Status und Einfluss zu demonstrieren. Das kann man durch die Körperhaltung zeigen (aufrechter Gang, große, dynamische Schritte und die „Heldenbrust" mit straff nach hinten gezogenen Schultern), oder durch die Kleidung („Ziehe Dich für den Job an, den Du haben möchtest, nicht für den Job, den Du hast") und natürlich durch die Stimme (laute, deutliche Stimme, kurze prägnante Sätze und vor allem Aussagen, die gedanklich auf einem unverhandelbaren Ausrufezeichen enden, nie auf einem Komma oder gar einem Fragezeichen!). Autoritäres Charisma schüchtert ein. Man hört ihm zu, widerspricht eher nicht und wird seinen Anweisungen Folge leisten. Das klingt unsympathisch, ist aber Gold wert in Krisensituationen, weil Menschen dann besonders auf selbstbewusste Vorbilder hören, ja sogar richtig dankbar sind, dass da jemand den Hut aufzieht und suggeriert, er würde die Kontrolle behalten. Der Nachteil des autoritären Charismas ist natürlich, dass es schnell arrogant wirkt. Um das zu vermeiden ist mehr Sympathie und Empathie nötig, um dieses Manko auszugleichen. Das bedeutet einerseits häufigeres Lächeln, sowie das Respektieren und Wertschätzen anderer - woran es erfahrungsgemäß dem klassischen autoritären Typ mangelt. Dann haben wir es mit dem alten Stereotyp zu tun, der klassischen Führungskraft. Die hart auf den Tisch haut, Untergebenen Befehle zuruft, und gefürchtet ist. Kann man so machen, ist dann aber halt scheiße. Eine Studie konnte neulich in acht von zehn Unternehmen solch toxisches Vorgesetzten-verhalten nachweisen. Also Führungskräfte, die ihre Mitarbeiter schlecht behandeln, ihre Meinung ignorieren oder sie sogar öffentlich bloßstellen. Das Problem ist, dass viele Angestellten das Gehabe von autoritären Persönlichkeiten übernehmen. Vorgesetzte aus niederen Management-Ebenen ahmen das schlechte Verhalten ihrer Führungskräfte nach, und geben es dann nach unten weiter.

Deswegen ist es die allerwichtigste Aufgabe des autoritären Typs, sich Empathie anzueignen. Ich würde sogar so weit gehen zu behaupten, diese autoritäre Gattung der Führungskraft, die mich sehr an den viel zitierten „alten weißen Mann" erinnert, wird in den kommenden Jahren nach und nach verschwinden, wenn er nicht lernt, emotional eine Schippe draufzulegen. Wer nicht mit der Zeit geht, muss mit der Zeit gehen. Das trifft auf den totalitären Macher definitiv zu! Denn, er ist schlichtweg unsympathisch. Jemand, der zum Beispiel laut und dominant redet, und sich bei jeder Gruppenentscheidung durchsetzt, wird vielleicht respektiert. Aber mit der Zeit wird der Rest der Gruppe erst stiller, dann unmotiviert. Und abends auf ein Bier will mit dem Lautsprecher, der immer die Klappe aufreißt, auch keiner.

Also, wie schafft man es, mehr Empathie aufzubauen? Nämlich die Fähigkeit, Gedanken, Emotionen und Motive anderer Menschen zu erkennen, nachzuempfinden und sich darauf einzulassen. Denn immerhin sind Wissenschaftler in unzähligen Studien zu dem Schluss gekommen, dass „Emotionale Intelligenz" ein Schlüsselfaktor für Erfolg ist. Der nachfolgende Test gibt ein gutes Bild ab, wie empathisch Du bist. Lass Dir Zeit, denke nach, und kreuze einfach immer Ja oder Nein an:

Welche Aussagen treffen auf Dich zu?

• Wenn ich einen Raum betrete, spüre ich sofort, welche Stimmung dort herrscht.

☐ Ja   -   ☐ Nein

• Selbst wenn ich mir sicher bin, dass ich Recht habe, höre ich mir geduldig die Argumente der Gegenseite an.

☐ Ja   -   ☐ Nein

• Ich würde mich selbst für einen Menschen, den ich eigentlich nicht mag, einsetzen, wenn er/sie unfair behandelt wird.

☐ Ja   -   ☐ Nein

- Ich bemerke sofort, wenn jemand versucht mich anzulügen.

  ☐ Ja - ☐ Nein

  Wenn ich die Möglichkeit habe, versuche ich anderen zu helfen - auch wenn das bedeutet, dass ich meine eigenen Interessen zurückstellen muss.

  ☐ Ja - ☐ Nein

- Ich versuche Konfliktsituationen zu vermeiden, indem ich es allen recht mache.

  ☐ Ja - ☐ Nein

- Ich kenne meine eigenen Wünsche und Ziele ganz genau, nehme aber auch die Bedürfnisse meiner Mitmenschen oder Kollegen sehr deutlich wahr.

  ☐ Ja - ☐ Nein

- Wenn mein Gegenüber happy ist, bin ich es auch. Das hellt meine Stimmung richtig auf.

  ☐ Ja - ☐ Nein

- Bei einem Streit versuche ich, beide Seiten zu verstehen, bevor ich eine Entscheidung treffe.

  ☐ Ja - ☐ Nein

- Manchmal weine ich, wenn ich einen traurigen Film sehe.

  ☐ Ja - ☐ Nein

- Wenn mir jemand ein Geheimnis anvertraut, kann ich es sehr gut für mich behalten.

  ☐ Ja   -   ☐ Nein

- Ich kann gut nachvollziehen, was anderen Menschen zu schaffen macht.

  ☐ Ja   -   ☐ Nein

- Mir fallen Veränderungen in der Körpersprache meines Gegenübers nicht nur auf, sondern ich kann auch nachvollziehen, was gerade in ihr/ihm vorgeht.

  ☐ Ja   -   ☐ Nein

- Menschen in meinem Umfeld vertrauen mir.

  ☐ Ja   -   ☐ Nein

- Freunde und Kollegen schätzen an mir, dass ich in guten wie in schlechten Zeiten stets ein guter Zuhörer bin.

  ☐ Ja   -   ☐ Nein

Auswertung: Zähle nun Deine Ja's zusammen.

0 - 6 mal JA:
Keine besonders große Empathie
Es scheint Dir schwer zu fallen, auf die Bedürfnisse anderer einzugehen. Oder es interessiert Dich schlichtweg nicht besonders, wie es anderen geht, Hauptsache, sie „funktionieren" so, wie du es von Ihnen erwartest.

7 - 11 mal Ja:
Durchschnittlich empathisch
Das ist schon mal ein super Anfang, aber da geht noch mehr! Wahrscheinlich unterscheidest Du, wenn auch unterbewusst, ein bisschen zwischen
- „Freunden & Familie" und
- „Kollegen & Andere" …
Deine Nächstenliebe, deine Empathie sparst Du Dir aber vor allem für erstere auf. Daran können wir arbeiten!

12 - 15 mal Ja:
Ein echter Empath!
Ich wette, Du hast einige wirklich tiefe und langjährige Freundschaften, Deine Kolleginnen und Kollegen schätzen Dich als tollen Kollegen. Weil Du anderen Menschen das Gefühl gibst, dass sie bei Dir gut aufgehoben sind. Klasse!

Wie verbessert man seine emotionale Intelligenz, das berühmte „EQ"?

Übung 1: Das Beobachten-Spiel

Statt Dich wie sonst auch in der sozialen Interaktion treiben zu lassen, also den Alltag einfach hinter Dich zu bringen, könntest Du es Dir wie ein kleines geheimes Spiel, dessen Regeln nur Du kennst, zur Gewohnheit machen, die Menschen in Deinem Umfeld zu beobachten. Wie verhält sich Dein Gegenüber? Schaut er Dir in die Augen oder guckt er weg, während Du redest? Und dann überlege kurz, warum das vielleicht so ist. Wie geht es ihr/ihm gerade, welche Signale sendet ihre/seine Körpersprache? Und dann versuche, seine Stimmung aktiv zu verändern: Was kannst du sagen, was ihm hilft, ihm gut tut, seine emotionalen Barrikaden überwindet? wie „kommst Du an ihn ran"? Genauso beobachtest Du auch, wenn sich andere unterhalten: Wird jemand ständig unterbrochen? Wie reagiert sie/er darauf? Wehrt sie/er sich, oder wird sie/er einfach nur leiser?

Am besten klappt dieses „Spiel", wenn Du Dir bewusst jede Woche einen anderen Bereich vorknöpfst:
- Woche 1: Körpersprache
- Woche 2: Stimme
- Woche 3: Die Sprache der Augen
- Woche 4: Was sagen andere „zwischen den Zeilen"?
Stell Dir vor, Du wärst Spion und keiner weiß es. Und Du musst Dinge aus Ihnen heraushören, über sie herausfinden, ohne dass sie es sagen.
Dieses Spiel schärft deine emotionale Wahrnehmungsfähigkeit enorm!

Übung 2: Die Metta-Meditation

Ja, auch eine Meditation hilft affektiv, seinen EQ hochzutreiben. Bei der buddhistischen „Metta"-Methode wurde das sogar wissenschaftlich nachgewiesen. Der Begriff stammt aus der mittelindischen Sprache Pali und bedeutet übersetzt so viel wie Freund-schaft, Freundlichkeit. Ja, das Ganze klingt arg esoterisch, liefert aber eine messbare, langfristige Veränderung. Gehirnscans eines französischen Mönchs haben gezeigt, dass sein Denken bei dieser speziellen Technik „noch nie zuvor in der Neurowissenschaft gemessene" Gamma-Wellen produziert. Sprich, es entsteht die größte je gemessene Fähigkeit zum Glück. Und so geht's:

Tra-di-tio-nell besteht „Metta" aus fünf Phasen. Du solltest Dir für jede Phase genü-gend Zeit geben, und sie erst nach und nach kennenlernen. Am besten übst du für den Anfang jeweils nur eine Phase, eine Woche lang, immer zur gleichen Uhrzeit, damit es zur Routine wird. Zum Beispiel jeden Morgen 5 Minuten nach dem Aufstehen. Dann, in der Folgewoche, kommt die nächste Phase dran, die Du wieder siebenmal übst, und so weiter. Nach fünf Wochen solltest Du jede einzelne Phase verinnerlicht haben, und kannst anfangen, alle fünf Stufen in einer einzigen Meditation zu durchlaufen.

Phase 1: Wohlwollen für Dich

Beginne damit, dass Du Dir selbst mit Akzeptanz und Wohlwollen begegnest. Entweder durch die Erinnerung an eine besonders schöne Situa-tion, in der Du so richtig glücklich warst. Oder durch das stille Wiederholen von positiven Sätzen (das berühmte „Mantra"). Gerade

Letzteres ist für den Anfang gut geeignet. Hier mal ein paar Beispiele:

- Möge es mir gut gehen.
- Möge ich glücklich sein.
- Möge ich gesund sein, und frei von Sorgen.
- Möge ich zufrieden sein, und entspannt.

Du kannst Dir natürlich auch selber solche Sätze ausdenken. Aber es sollten nicht mehr als zwei oder drei sein, die Du dann immer wieder aufsagst. Fühle dabei mit einem Lächeln auf den Lippen und geschlossenen Augen in Dich hinein: Irgendwann spürst Du, dass sich ein Gefühl der liebevollen Güte einstellt. Und Sorry, dass das so kitschig klingt, aber das gehört einfach dazu ☺

Phase 2: Für eine nahestehende Person

Jetzt denkst Du an einen Menschen, der Dir nahesteht und für den Du (ohne viel Mühe, haha) Zuneigung empfinden kannst. Stell Dir bei geschlossenen Augen vor, dass die Person vor dir sitzt, oder denk an eine schöne, friedliche Situation, in der Ihr Euch begegnet. Vielleicht bei einem Spaziergang in der Sonne. Und ja, es darf nicht nur kitschig sein, Deine Phantasie soll sogar von Licht, Blütenduft und warmem Sommerwind durchweht sein! Nun überträgst Du dasselbe Muster der Sätze aus Phase eins auf diesen netten Menschen. Sage ihr oder ihm in Gedanken zum Beispiel:

- Es möge dir gut gehen und du mögest gesund sein.
- Mögest du frei von Wut und Sorgen sein.
- Mögest du glücklich sein, und entspannt.

Phase 3: Für eine „neutrale" Person

Nun übertrage das Prinzip auf eine Person, der Du eigentlich gar keine Gefühle entgegenbringst. Das kann also gerne jemand Fremdes sein, den Du nur öfters zufällig siehst, ohne ihn zu kennen. Vielleicht ein Pendler, den du regelmäßig auf dem Weg zur Arbeit siehst, oder ein Nachbar, der Dir eigentlich völlig egal ist. Wichtig: Es darf wirklich niemand sein, für den Du positive oder irgendwelche negativen Empfindungen hast. Am besten funktionieren Menschen, die Du kaum kennst, die Du aber öfters siehst. Vielleicht ein Kassierer im Supermarkt, oder eine Nachrichtensprecherin aus dem Fernsehen … Stell Dir wieder vor, Du sitzt der Person gegenüber, und übertrage „Deine" drei Sätze nun auf sie/ihn:

- Möge es dir gut gehen.
- Mögest du glücklich sein, und ent-spannt
- Mögest du gesund sein.
- Etc.

In dieser Phase kann es sein, dass bei Dir das erste Mal „Liebe" im buddhistischen Sinne spürbar wird. So ein warmes, wohliges Gefühl. Denn mit mehr Übung schaffst Du es, für eine Person, die Du kaum kennst, ein Gefühl des Wohlwollens entwickeln. Und das, obwohl dir die Person im Alltag eigentlich total wurscht ist. Herzlichen Glückwunsch - damit bist Du dem Ziel der Metta-Meditation schon ganz nahe!

Phase 4: Für eine Person, die Du nicht magst

Nun gilt es! Du hast die schwierigste Phase erreicht. Wohlwollen für eine Person zu spüren, die Du wirklich null leiden kannst: Am Anfang solltest Du Zugang zu der Person finden, indem Du eine Gemeinsamkeit findest. Versuche, den Ärger in den Hintergrund zu schieben - sondern probiere stattdessen, Dich in den Menschen hineinzudenken: Welche Ängste und Wünsche hat sie/er? Welche Gefühle könnten in ihm kreisen? Dafür ist es sinnvoll, erst einmal eine Person, mit der nur ein kleiner Konflikt herrscht, auszusuchen. Fang nicht gleich mit Deinem Erzfeind an, sondern vielleicht mit der Verkäuferin, die Dich neulich nicht so beraten hat, wie Du es Dir wünscht. Oder der Autofahrer, der Dich an der Ampel geschnitten hat. Sage Dir still immer wieder Deine Sätze, und lege viel Kraft hinein – Du musst es ehrlich meinen, es fühlen, was Du ihr oder ihm schickst. Stell Dir vor, wie positive Energie von Dir auf Deine Zielperson fließt. Und sollten doch giftige Gedanken in Dir hochkommen, kämpfe sie nieder. Hier ist kein Raum für Hass, Zorn oder Wut:

- Mögest du Ruhe und Glück finden.
- Möge es dir gut gehen.
- Mögest du gesund und glücklich sein.
- Und so weiter …

Setze Dich bei dieser Phase nicht unter Druck, wenn es nicht gleich mit den guten Wünschen klappt. Macht gar nix, das wird schon! Notfalls übst Du diese Phase nicht nur eine Woche lang, sondern halt zwei Wochen lang, völlig egal. Solange bis es klappt, und Dir das Meditieren ein warmes, wohliges Gefühl schenkt.

Phase 5: Alle Personen gleichzeitig

Zum Schluss – und ja, dafür braucht es Übung - schließt Du alle Personen in Deine guten Wünsche ein. Alle! Das heißt: Lass positive Emotionen über alle Menschen fließen, ganz so wie sie Dir gerade einfallen. Egal wer. Dabei kannst Du Dir weiter innerlich Deine Sätze aufsagen, oder auch ganz neue nehmen, die Dir gerade in den Sinn kommen. Diese Phase folgt nicht mehr einer starren Regel, sondern Du kannst variieren, abwechseln, Dir neue gute Wünsche einfallen lassen. Einzige Regel: Jeder Person, die in deinen Gedanken aufpoppt, schickst Du gute Wünsche.

Und wenn Du Dich in allen 5 Phasen wohl und geübt fühlst, kannst Du zur eigentlichen Metta-Meditation übergehen: Alle fünf Phasen nacheinander in einer einzigen Meditations-Sitzung.

Das Leise

Beim Stichwort Charisma fällt wahrscheinlich den meisten erst mal eine extrovertierte, aufregende Person ein. Jemand mit tollem Auftreten, viel Selbstbewusstsein und Sendungsbewusstsein. Und dann glauben leider viele, um selber mehr Charisma zu entwickeln, müsse man genau so sein, extrovertiert werden. Damit ist der Plan für introvertierte, in sich gekehrte, nachdenkliche oder leise Persönlichkeiten von Anfang an zum Scheitern verursacht, wenn sie ihre Ausstrahlung boosten wollen. Das erlebe ich immer wieder. Selbsternannte Charisma-Coaches bringen ihren Kunden bei, breitbeinig zu stehen, laut zu reden oder - auch ein völlig idiotischer Tipp - man solle sich vorstellen, dass man immer und überall hinter sich einen Gospelchor stehen hat, der laut „Halleluja" schmettert, wann immer man einen Satz sagt. Was für ein dämlicher Gedanke, und für Schüchterne sicherlich eher ein Alptraum als eine Hilfestellung. Denn im Gegensatz zu überaus selbstbewussten Menschen sind Introvertierte gar nicht daran interessiert, im Mittelpunkt zu stehen. Sie bleiben lieber im Hintergrund, in der Beobachter-Rolle. Ihre Stärke liegt darin, anderen Aufmerksamkeit zu schenken – mit dem Ergebnis, dass diese sich gesehen und gehört fühlen. Und genau hier liegt die Stärke eines „Leisen"! Dass Menschen in seiner Umgebung das Gefühl bekommen, bei ihm gut aufgehoben zu sein. Gemocht zu werden. Sich selber stärker zu fühlen in seiner Nähe. Die ehemalige Chefin der deutschen Vogue, Stephanie Neureuter, ist so eine Frau. Eine umwerfend schöne Seele, die einen Raum betritt und ihn mit ihrer Aura flutet, als wäre die Sonne aufgegangen. Dabei ist sie sehr leise, vornehm zurückhaltend, erscheint manchmal sogar schüchtern und elfenhaft zerbrechlich. Und jeder, der sie kennt, liegt ihr zu Füßen und vergöttert sie. Möchte in ihrer Nähe sein. Möchte von ihr gemocht werden. Ich würde jedem Charisma-Coach eine runterhauen, der ihr den Tipp geben würde, etwas an ihrer Persönlichkeit zu verändern. Denn sie ist schlicht und ergreifend perfekt, so wie sie ist. Oder denk an Mahatma Gandhi, Bill Gates, Mutter Teresa ... großartige Personen mit einer nahezu magischen Aura. Denen man ja auch nicht empfehlen würde, sie sollen bitte lauter sprechen. Das „Leise" ist eine wunderbare Form des Charismas, und man sollte sich nie, niemals einreden lassen, man brauche mehr Selbstbewusstsein oder ein lauteres Auftreten. Das ist ja das Tolle am Charisma-Kompass: Er zeigt in vier Himmelsrichtungen, von denen keine besser oder schlechter ist als die andere.

Aber natürlich gibt es trotzdem Tricks und Übungen, mit denen ein „Leiser" seine Anziehungskraft noch boosten kann, seine größte Stärke noch weiter ausbauen kann: Seine Präsenz! Jemand mit dieser speziellen Art von Charisma wirkt am attraktivsten auf andere, wenn er mit voller Aufmerksamkeit aktiv zuhört. Wenn er ehrliches Interesse an mir, seinem Gegenüber, zeigt. Denn dann gibt er mir das Gefühl, ich sei für ihn die interessanteste Person im Raum. Dadurch fühlen wir uns gewertschätzt und respektieren, verehren den Charismatiker noch mehr! Deswegen ist die oberste Maxime für „Leise":

Sei interessiert, nicht interessant!

Denn Dein Charisma hat nichts damit zu tun, besonders viel zu reden. Viel wichtiger ist es, anderen Menschen das Gefühl zu geben, die spannendste Person im Raum zu sein. Und das Beste daran: Du musst nicht einmal selber im Mittelpunkt stehen, sondern kannst das ruhig anderen überlassen. Und genau das kannst Du stärken, indem Du eine kleine Übung in Deinen Alltag einbaust, die Dein Selbstwertgefühl festigt. Wenn du daran arbeitest, wird sich Deine innere Stärke entfalten, und Du wirst auf Dauer gelassener, entspannter und glücklicher. Und was kann ein entspannter Zuhörer? Genua: er kann sich voll und ganz auf sein Gegenüber einlassen, ohne dass ihm lästige Fragen durch den Kopf spuken wie: „Sehe ich gerade gut aus?" oder „Was denkt mein Gegenüber von mir?" „Sollte ich selbstbewusster auftreten und auch mal die Ellenbogen ausfahren?" Nein. Du wirst in Dir ruhen, zufriedener sein und nur noch umwerfender auf andere wirken.

„Ich habe gelernt, dass Menschen
vergessen, was man gesagt hat,
dass Menschen vergessen,
was man getan hat,
aber dass Menschen nie vergessen,
welche Gefühle man in ihnen
hervorgerufen hat."

(Maya Angelou, US-amerikanische Schriftstellerin,
1928 - 2014)

Damit das klappt, suchst du dir für den Anfang ein „Credo". Einen Satz, der beschreibt, wie Du sein möchtest. Ganz wichtig dabei: Es muss etwas sein, dass Du GEBEN möchtest, nichts was Du BEKOMMEN willst! Dieses Credo kannst Du übrigens in Zukunft immer wieder ändern, Neues dazu nehmen, etc. Aber für den Anfang beginnen wir mit nur einem Credo, einem Vorsatz. Um den perfekten einstige zu wählen, sollte Dein Vorsatz folgende drei Regeln beachten:

1. Es muss etwas sein, dass Du geben möchtest. Und zwar etwas, das Du geben kannst. Ohne von anderen abhängig zu sein. Du brauchst nichts und niemanden, um es zu erfüllen, nur Deinen eigenen Willen.

2. Es muss zu Deinem täglichen Leben passen, und es muss für DICH einen Wert darstellen, ganz egal was andere darüber denken mögen.

3. Du musst Dein Credo auch erfüllen KÖNNEN. hohe Ziele kannst Du Dir später stecken, aber man schafft nur einen Schritt nach dem anderen. Um das zu verständlichen ein paar Beispiele:

• „Ich möchte in einer riesigen Wohnung mit Dachterrasse wohnen." Das ist natürlich Quatsch. Sowas kann man von mir aus beim Universum bestellen, wenn man will. Aber als Credo taugt es wenig. Denn erstens braucht man dafür viel Geld, zweitens muss so eine Wohnung gerade zufällig auf dem Markt sein. Man hat es selber nicht in der Hand, ob es klappt. Und es ist etwas, dass Du BEKOMMEN möchtest, und nichts was Du GEBEN willst. Es widerspricht also Regel Nummer eins.

- „Ich möchte im Job respektiert werden." Gilt so leider auch nicht. Denn wieder ist es etwas, dass Du BEKOMMEN würdest (Respekt). Aber wir wollen ja Dinge finden, die Du zu GEBEN bereit bist. Und noch dazu ist es voll abhängig von der Meinung anderer.

- „Ich möchte einen Marathon laufen." Das ist schon mal nicht schlecht, aber für den Anfang ein zu hoch gegriffener Vorsatz. Eine Couch-Kartoffel kann sich sowas vornehmen, wird aber wahrscheinlich irgendwo auf halbem Weg scheitern. Weil es nicht der Regel „ein Schritt nach dem anderen" folgt.

- „Ich möchte jeden Tag 20 Minuten Sport machen." Viel besser! Das ist etwas, das Du GEBEN kannst, und das Du schaffen kannst, wofür Du auch niemanden sonst brauchst. Und noch dazu ist es messbar. 20 Minuten geschafft, oder nicht. Punkt. vielleicht wird hier auch langsam klar, wohin die Reise gehen soll bei Deinem Credo: Es ist etwas, dass Du geben kannst, aber Du bekommst auch etwas zurück. Indem Du nämlich jeden Tag 20 Minuten schwitzt, verbessert sich Deine Figur, Deine Körperhaltung, Deine Laune wird stabiler und besser, und mit der Zeit bist Du zufriedener mit Dir, weil du Dein Credo einhältst und etwas schaffst, dass Du Dir vorgenommen hast.

- „Ich bezahle meine Rechnungen an dem Tag, an dem sie bei mir ankommen." Ein ganz banales Beispiel, aber es zeigt, was ich sagen will: das ist easy umzusetzen, solange Du nicht mehr Geld ausgibst, als Du auf dem Konto hast. Es ist also machbar. Und es kommt also ganz viel zu Dir zurück: Du gehst mit Deinem Geld vernünftig um, Du stresst Dich weniger, weil sich keine Mahnungen stapeln, und Du sparst Geld, weil ja die Mahngebühren wegfallen.

So, das Prinzip ist jetzt wahrscheinlich klar. Dann geht es ans Eingemachte, Du musst Dein perfektes Credo finden. Überlege, in welchem Bereich Deines Lebens Du das Gefühl hast, Du könntest eine Prise mehr Power vertragen, mehr Selbstbewusstsein. Wo wärest du gerne erfolgreicher? Das kann im Job sein, in Deiner Partnerschaft, beim Sport, bei Finanzen, völlig egal. Wo verträgt Dein Leben ein bisschen Nachhilfe? Und nun überlege Dir, welche drei Dinge Du selber anpacken kannst, die einen positiven Unterschied machen würden. Aber immer daran denken: Sie müssen den Grundregeln folgen, die wir festgesetzt haben.

Nimm Dir Zeit, gerne auch ein oder zwei Tage. Es eilt ja nicht. Lieber denkst du länger darauf herum, denn am Ende begleiten Dich die drei Leitsätze die nächsten Wochen über. Wenn Du drei perfekte, machbare Dinge gefunden hast, die Du gerne GEBEN möchtest, dann schreib sie auf. In ein kleines Tagebuch, oder einfach hier auf die folgende Seite:

Mein Credo:

Ich möchte ab heute ...

1.

_____

_____

_____

2.

_____

_____

_____

3.

_____

_____

_____

—

Und nun arbeitest Du mit diesem Credo.

Woche eins

Jeden Morgen beim Zähneputzen liest Du Dein Credo, damit Du es wirklich verinnerlichst, und es Dir jeden Tag in Erinnerung rufst. Den Tag über abreitest Du die drei Punkte konsequent ab. Und abends kontrollierst Du, wie mit einer Checkliste, ob du alles erreicht hast. Wichtig: Schreib Dir abends neben jede Regel, jeden Vorsatz eine Situation auf, wo Du Dein Credo erfüllt hast. (Wenn Deine Regel lautet „Ich zahle jede Rechnung sofort", heute kam aber keine Rechnung, dann schreib das auf. Hauptsache, Du bestätigst, dass Du Dich an Deine neuen Prinzipien gehalten hast.) Am siebten Abend der Woche setzt Du Dich in Ruhe hin, und lässt die vergangenen Tage Revue passieren. Lies noch einmal durch, was Du aufgeschrieben hast, und mach Dir deine Erfolge bewusst. Und dann belohne Dich mit etwas. Ein Stück Lieblingskuchen, Eiscreme und Netflix, oder kauf Dir eine Kleinigkeit … irgendetwas, dass Dich glücklich macht und nicht alltäglich ist. Falls Du eh jeden Abend vor Netflix sitzt, und einen Becher „half baked" löffelst, wäre das ja nichts Besonderes mehr. Aber dann sollten wir uns eh ernsthaft mal über Deine Ernährungsangewohnheiten unterhalten ;-)

Woche zwei

Neue Leitlinien, oder wie auch immer du Deine vorgenommenen „Gewohnheiten" nennst, brauchen mindestens 21 Tage, bis du Dich wirklich an sie gewöhnt hast. Also jetzt nicht lockerlassen! Aber diese Woche kommen noch drei neue Aufgaben dazu, die Du Dir stellst. Aus drei werden also sechs. Dann folgt das gleiche Spiel wie in der ersten Woche: Du liest morgens Deine Aufgaben, und abends notierst Du zu jeder einzelnen, wie gut Du es geschafft hast! Am letzten Tag der zweiten Woche setzt Du Dich vor Dein Notizbuch, oder wo auch immer Du alles aufgeschrieben hast, und fragst Dich: Wo, oder wie, hat sich der Aufwand für Dich gelohnt? Wo hast Du kleine Erlebnisse gehabt, die Dein Leben ein bisschen besser gemacht haben? Mini-Erfolge, nette Gespräche, ein tolles Bauchgefühl, was auch immer. Schreib Dir vier Dinge auf, die Du Deinem Credo (aus mittlerweile sechs Aufgaben) verdankst. Und feier Dich wieder selber, belohne Dich. Dieses Mal darf es schon ein bisschen etwas Extravaganteres sein, als in der ersten Woche. Vielleicht ein Parfüm, oder ein Restaurantbesuch, ein Konzert-Ticket, was auch immer Du Dir gönnen möchtest und kannst.

Meine Erfolge!
4 tolle Dinge, die ich erlebt habe:

1.

_____

_____

2.

_____

_____

3.

_____

_____

4.

_____

_____

Woche drei

Langsam wird es anstrengend ich weiß. Aber: Zu den sechs bereits bestehenden kommen nun nochmal drei Aufgaben dazu. Also insgesamt richtest Du Dein Leben jetzt schon nach neun Vorsätzen aus. Warum Du die „alten" sechs nicht einfach wieder fallen lassen sollst? Weil einmal gesetzte Gewohnheiten, die Dein Leben besser machen, beibehalten werden sollten.

Am Ende von Woche drei blickst du auf die zurückliegenden 21 Tage und überlegst, welche Verbesserungen in Deinem Leben eingetreten sind. Da Du mittlerweile ja schon neun (!) tolle Vorsätze lebst, sollten es nun auch neun Erfolgsmomente sein, die Du Dir aufschreibst. Und belohne Dich am Ende der Woche mit etwas, nur für Dich, etwas Schönes, dass Dich richtig groß freut. Ein Kleidungsstück, ein Accessoire, ein Deko-Gegenstand. Völlig egal. Hauptsache Du sagst Dir dabei: Das schenke ich mir, weil ich mein Credo erfolgreich lebe!

Meine Erfolge!
9 tolle Dinge, die ich erlebt habe:

I.

_____

_____

2.

_____

_____

3.

_____

_____

4.

_____

_____

5.

6.

7.

8.

9.

Woche vier und Woche fünf

Verändere nun erstmal nichts, nimm nichts Neues dazu, sondern halte Dich weiter an deine neun Vorsätze. Lies sie morgens, kontrolliere sie abends, und belohne Dich am Ende der Woche. So zementierst Du Deine neuen Verhaltensmuster.

Woche sechs - bis Woche 1.000

Ab hier kannst Du eigentlich machen, was Du willst. Behalte Deine Vorsätze, und lebe weiter nach Ihnen. Lies sie immer mal wieder, mach dir ihre Erfolge bewusst. Oder erfinde neue Glaubenssätze, neue Richtlinien. Denn mittlerweile wirst Du verstanden haben, wie effektiv Dein neues Ich mit seinem Credo lebt. Und wie viel gelassener, selbstsicherer, entspannter Du auf andere zugehen kannst. Und, oh! da ist er ja, der Charisma-Schub: du wirst erkannt haben, wie Deine kleinen erfolge positiv auf Deine Umgebung wirken, wie Du anziehender wirkst. Herzlichen Glückwunsch, wenn Du auf diesem Pfad weiter gehst, wird Dir alles leichter fallen, Herzen werden Dir zufliegen und Du wirst mehr Freude empfangen. Mehr wollte ich nicht mit diesem Buch erreichen!

Kleiner Nachsatz:

Warum gibt es kein sexy Charisma?

Vielleicht fehlt der ein oder dem anderen hier eine fünfte Säule: Irgendwas mit Sexappeal, mit „hot" aussehen … Ich meine, jeder will doch eigentlich sexy sein. Ob wir es zugeben, oder nicht. Sexualität gehört einfach zum Leben dazu, wie Essen und Trinken. Die allermeisten von uns lieben Sex, weil wir ihn brauchen, weil er uns guttut, und zwar seelisch, geistig und körperlich. Aber trotzdem ist Sex-Appeal keine eigene Säule des Charismas. Mehr noch: Wer es auf Sex-Appeal anlegt, ohne eine der vier gerade beschriebenen Ausstrahlungs-Varianten zu beherrschen, wird das genaue Gegenteil von Charisma erreichen. Er / sie wird platt wirken, vulgär, ordinär und ohne einen Funken des magischen „gewissen Etwas". Bei Frauen sieht man das sehr oft: Meist junge, unreife Mädchen, die sich ungeachtet ihrer Figur in Leggins zwängen und mit Rouge umgehen wie mit einer Panzerfaust. Sie sehen alle aus wie kleine Mini-me's, Kopien von Kylie Jenner. Sie glätten ihr Haar was das Zeug hält, verbringen selbst für den Gang zum Supermarkt eine Stunde vor dem Makeup-Spiegel, verlieren sich in Schimmerpuder, Concealer, Strobe-Highlighter und bronzefarbenem Rouge, das am besten gleich wie ein Balken aufgetragen wird. dazu ein tief ausgeschnittenes, enganliegendes Top, fertig ist die Sex-Bombe. Oder? Nein, denn so funktioniert Sexappeal nicht. Hot zu sein kann man nicht in cm messen. Nicht die Dicke der Makeup-Schicht entscheidet, wie du auf andere wirkst, sondern alles andere, was unter dem Makeup liegt. Und stimmt die

Basis nicht, wirkt der Rest automatisch unsexy. Marilyn Monroe galt als Sex-Bombe ja, aber sie hat ihr „Freundliches Charisma" perfektioniert! Den Teil mit dem Hüftschwung und dem lasziven Blick konnte sie an- und ausknipsen, sie beherrschte ihre „Rolle". Der Zauber ihrer Ausstrahlung aber, der war immer „on". Bei Männern genauso. Würde man normalerweise sagen, Muskeln machen einen Mann sexuell attraktiv, breite Schultern, ein flacher Bauch, starke Arme, so müssten ja alle Kerle, die man im Fitnesscenter Gewichte pumpen sieht, vor Sexappeal strotzen. Tun sie aber nicht. Im Gegenteil: Meistens kompensieren die harten workout-Typen nur Defizite. Aber wenig Ausstrahlung kann man mit Bankdrücken eben auch nicht ausgleichen.

Nicht falsch verstehen: Es gibt für alles eine Nische. Manche finden dick geschminkte Mädchen in engen Leggins sexy. Und manche stehen auf steroidgeladene Bodybuilder. Aber wir reden hier von Charisma, von magischer Anziehungskraft. Und die findet man weder im Rougetopf noch an der Hantelbank.

„Sex-Appeal ist das,
was Männer nur mit den Händen
beschreiben können."
(wird Uschi Glas zugeschrieben, deutsche Schauspielerin,
geboren 1944)

Kapitel 5
DIE SIEBEN GEHEIMNISSE DES SMALLTALKS.
ODER:
DIE Große KUNST DES KLEINEN GESPRÄCHS

In Deutschland wird Smalltalk geringgeschätzt, oft als unbedeutendes Gerede dargestellt. Dabei ist das „kleine Gespräch" der erste Schritt zu späteren eventuell richtig aufregenden Kontakten. Denn Rhetorik ist eine Leiter. Man muss auf der untersten Sprosse beginnen und langsam hochklettern. Man geht ja nicht auf Fremde zu und beginnt die Konversation mit hochtrabenden Intellektuellen Fragen: „Warum ist überhaupt etwas und warum ist nicht nichts?" Um auf sein Gegenüber in wenigen Augenblicken sympathisch zu wirken, egal ob im Aufzug, auf einer Party oder einer Firmenfeier, muss man klein anfangen, eben mit Small-Talk. Wer den richtigen Ton trifft, wirkt charmant und charismatisch. Und ja, das kann man üben.

Die Grundregeln:

1. Der Eisbrecher

Oberste Regel aller Charisma-Coaches: Es geht nicht darum, dass ich mich selbst gut finde. Es geht darum, dass sich andere gut finden, wenn sie in meiner Nähe sind. Hier kann man definitiv etwas von Amerikanern lernen. Es ist ein Wesenszug des US-Lifestyles, dass man sich ungeniert und völlig unerwartet Komplimente macht. Ja, man kann auf einen fremden Mann zugehen und sagen: „Die Krawatte finde ich toll", wenn im selben Atemzug eine Begründung oder Anekdote nachgeliefert wird, z.B.: „Schmale Krawatten sehen einfach immer dynamisch aus. Wo kaufen Sie denn so ein?" Niemand ist zu cool, um sich über ein aufrichtiges Kompliment zu freuen. Es erfordert Mut und Offenheit, ist aber der beste Einstieg in ein Gespräch. Dann stellt man sich natürlich ganz offiziell vor.

2. Fragen statt Sagen

Ziel des schnellen Smalltalks ist es, den kleinsten gemeinsamen Nenner zu finden! Also den einen Punkt, an dem man easy mit seinem Gegenüber eine Verbindung findet. Und das lässt sich nur herausfiltern, wenn man seinem Gegenüber aufmerksam zuhört. Der britische Premierminister Benjamin Disraeli brachte es mal auf den Punkt: „Sprechen sie mit einem Menschen über ihn selbst, und er wird ihnen stundenlang zuhören." Menschen lieben es, wenn sie etwas über sich selbst erzählen können: über ihre Meinungen, ihre Werte. Und tatsächlich belegen Studien, dass die meisten Menschen das Gefühl haben, ein richtig gutes Gespräch geführt zu haben, wenn sie für sich selbst die meiste Redezeit beansprucht haben. Das ist zwar schizophren, lässt sich aber angenehmerweise nutzen: man kann sich nämlich einen inneren Fahrplan zurechtlegen, quasi als Gedankenstütze, wie man sein Gegenüber in ein sympathisches Gespräch verspinnt: Mit **S.T.I.L.** ! Wer diese vier Themenfelder abklopft, wird sehr schnell den gemeinsamen Nenner finden, auf den ein weiteres Gespräch aufbauen kann:

S - Situation

(Warum sind Sie heute hier? Woher kennen Sie den Gastgeber?, etc.)

T - Talent

(Was machen Sie beruflich? Ach, das ist ja interessant. Wie sind Sie dazu gekommen?)

I - Interessen

(Womit verbringen Sie Ihre Freizeit? Haben Sie ein Lieblingsrestaurant, das Sie mir empfehlen können?)

L - Leben

(Woher kommen Sie ursprünglich, warum sind Sie von dort weggezogen?)

In einem vorbildlichen Smalltalk schließt sich schnell an die ersten Fragen der S.T.I.L.-Gruppe ein Dialog an. Indem Du auf die genannten Inhalte reagierst. So entstehen kommunikative Nähe und Bindung.

„Manche Leute kann man
nur unterhalten, indem man
ihnen zuhört."
(Mark Twain, US-amerikanischer Autor, 1835 - 1910)

Übrigens: alle Fragen, auf die man mit Ja oder Nein antworten kann, werden nicht helfen, um ein stockendes Gespräch zum Laufen zu bringen.

Beispiel: Wie war Ihr Wochenende? - Gut.

Planen Sie derzeit Urlaub? - Nein.

Einsilbige Gesprächspartner muss man aus der Reserve locken, mit überraschenden Fragen. Wie war Ihr Tag? – Gut. – Ach, schön. Was war der beste Moment Ihres Tages bisher? Oder: Planen Sie Urlaub? - Nein. - Naja, man muss ja auch nicht immer wegfahren. Was ist denn so Ihr Lieblings-Ort hier in der Stadt? Kommt dann immer noch keine Antwort, darf man das Gespräch abbrechen (siehe Punkt 7).

3. Und nun: Das Wetter

Es wird Dir immer wieder passieren, dass Dein Gegenüber aus Unbeholfenheit anfängt, über das aktuelle Wetter zu reden. Und da ist gar nichts Schlechtes daran. Im Gegenteil, auch daraus lässt sich in Sekunden ein interessantes Gespräch ableiten! Der Bestseller-Autor Asfa-Wossen Asserate schildert in seinem Buch „Manieren" wie man den Gesprächsfaden weiterspinnen kann: „Ausgehend von der Feststellung, dass heute ein wolkiger Tag sei, könnte man etwa fortfahren, man habe eine Wolke gesehen, die aussah, als reite der Papst auf einem Kamel, oder es sei sonderbar, so schön die Wolken auch seien, aber Gemälde von Wolken hasse man ..." ein bisschen abgehoben, etwas schrullig, aber sehr lustig! Wer es lieber klassisch mag, leitet vom Wetter auf ein anderes, persönlicheres Thema weiter: „Der Sommer ist dieses Jahr mal wieder ziemlich verregnet." Antwort: „Stimmt. ich warte immer auf ein schönes Wochenende, um wandern zu gehen. Gehen Sie gerne wandern?" Das wäre dann auch ein gutes Beispiel für die Kunst, nicht locker zu lassen: „Ach, Sie wandern nicht? Na dann - verraten Sie mir Ihr Hobby? Ich suche für mich gerade ein neues und brauche Anregung…" Schon bist Du mitten im gesellschaftsfähigen Plaudern.

4. Augen sagen mehr als Worte

Minimalbestätigungen der gepflegten Konversation wie „aha", „ja", oder „interessant" sind so etwas wie das Benzin für den Gesprächsmotor. Also ruhig viel davon einfließen lassen, um sich sozusagen warmzulaufen. Aber gute Smalltalker gehen weiter: Von legendären Gastgebern und Charismatikern ist überliefert, dass es ihr oberste Ziel sei, jedem so zu begegnen, als sei er ein alter Freund. Das heißt natürlich nicht, dass man Wildfremden oder dem Vorstandsvorsitzenden mit einem jovialen Schulterklopfen begrüßt. Aber wenn man jemandem das Gefühl gibt, sich schon mal gesehen zu haben, fühlt sich der andere sofort wohler. Und das erreicht man am effektivsten, ohne etwas zu sagen! Studien zufolge läuft im zwischenmenschlichen Dialog circa 55% (!) der Kommunikation nonverbal ab – also über die Körpersprache. Kellner, die ihre Gäste kurz am Arm berühren, bekommen mehr Trinkgeld. Ein Trick, den man übernehmen sollte: Berühre Deinen Gesprächspartner oder Dein Date zwischendurch sanft am Arm oder an der Schulter. Das baut Vertrautheit auf und bringt ein paar Charme-Punkte ein. Dagegen sollte man die „Blockade" vermeiden, also die vor der Brust verschränkten Arme. Ja, diese Haltung ist schlichtweg gemütlich. Und auch Ja, in Kunst- oder Literaturkreisen sieht man sie sehr, sehr oft. Aber eben aus diesem Grund: Weil man sich mit ihr distanziert, so zeigen kann, dass man sein Gegenüber noch nicht abschließend bewertet hat. Wer kein Kunstkritiker oder Literat ist, sollte lieber mit den Händen gestikulieren, sie zum Sprechen einsetzen. Das wirkt einladend auf Zuhörer und begeisternd. Und, immer Augenkontakt halten. Übrigens nicht nur im Gespräch zu zweit. Wer bei einem Stehempfang oder ähnlichem Anlass in einer Gruppe steht, sollte den anderen freundlich lächelnd in die Augen schauen – und zwar auch, wenn derjenige gerade gar nicht spricht! Das baut ein vertrautes Gefühl und starke Sympathie auf.

5. Small talk, big business

Im Job ist das Talent zur Konversation besonders wichtig – oder eigentlich andersherum: Das Fehlen des Talentes ist besonders schlimm. Ob allein mit dem Chef im Aufzug, oder in einer Gruppe von Kollegen vor dem Konferenzraum: Man sollte jederzeit in der Lage sein, einen kurzen positiven Eindruck zu machen. Fragt der Chef „Und, wie geht es Ihnen?", sollte man antworten können. Ein simples „Gut, und Ihnen?" hinkt rhetorisch wie der bucklige Glöckner von Notredame. Merke: In den Satz passt auch noch eine kurze Begründung. Etwa „Gut, wir haben gestern Projekt XY abgeschlossen, und das Ergebnis ist wirklich toll." Übrigens gilt auch im

Gespräch mit dem Vorgesetzten: Lass ihn über sich reden. So lernst Du Deine Chefin/ Deinen Vorgesetzten auch gleich ein bisschen besser kennen. Im Aufzug reichen zum Beispiel drei Etagen gemeinsame Liftfahrt für ein persönliches Intermezzo: „Ich suche gerade ein neues Buch, das mich wirklich begeistert. Haben Sie einen Tipp für mich?" Aber, Achtung Smalltalk-Falle: Man sollte immer damit rechnen, dass der Chef mit der Gegenfrage kontert: „Was haben Sie denn zuletzt gelesen?" Und dann sollte schon etwas Schlaueres kommen als das „Donald Ducks Lustiges Taschenbuch." Oder Du hast die gottverdammt beste Begründung der Welt parat, warum jeder ab heute Donald Duck lesen sollte. Dann ist das auch völlig okay. Hauptsache der Chef lacht mit dir, nicht über dich.

6. Gegen den Strom fließen

Smalltalk, Chit-Chat, la petite conversation de la table … in allen Sprachen klingt die kleine Konversation ganz unaufgeregt. Nur in Deutschland denken viele, sie müssten intellektuelle Beiträge in Qualität einer Podiumsdiskussion beitragen. Das Gegenteil ist richtig. Um charmant zu wirken, muss man nicht alles wissen. Smalltalk ist weder im vis-à-vis noch in einer locker stehenden Gruppe dazu gedacht, andere mit Kompetenz zu beeindrucken, ausgenommen vielleicht bei Fachkongressen. Wer sympathisch wirken möchte, punktet nicht mit Fakten, sondern mit Charme. Der französische Schriftsteller François de La Rochefoucauld schrieb einmal: „Galanterie besteht darin, leere Dinge auf angenehme Weise zu sagen." Handel danach! In einer

Zeit, in der via Smartphone alle Informationen allzeit bereitstehen, ist es keine Kunst mehr, mit Allgemeinwissen zu punkten, jede Schlagwortschwemme wirkt auf andere nur besserwisserisch. Beispiel: Whisky. Ein beliebtes Gentleman-Thema für Smalltalk-Runden unter Männern. Aber: Wer sich nicht wirklich fantastisch auskennt, gerät schnell aufs Glatteis, wenn er Namen aussprechen möchte wie „Bruichladdich" oder „Auchentoshan". Viel charmanter ist es, die britische Auffassung von Smalltalk zu leben: Thesen in den Raum zu werfen, die gar nicht zwingend haltlos richtig sind, gerne auch etwas provozieren und ein Augenzwinkern in sich tragen. In „angeregt" plaudern, steckt ja auch „regen": aufregen im positiven Sinn. Ein Gespräch wird deutlich spannender, wenn man statt mit nutzlosem Wissen (eben der korrekten Aussprache teurer Single Malts) mit steilen Thesen aufregt: „Rum ist der neue Whiskey. Wahre Gentlemen bestellen ihren Old Fashioned nur noch mit Ron Zacapa." Oder zünde gleich die rhetorische Atombombe, etwa unter den Whisky-Conaisseuren: „Ich trinke meinen Whisky am liebsten mit Eiswürfeln." Zack. Vielleicht kommt es zu tumultartigen Handgreiflichkeiten. Vielleicht imponierst Du aber auch mit Deiner selbstbewussten Attitüde. Auf jeden Fall wirst Du viel Spaß haben!

7. Die Exit-Strategie

Bei Smalltalk gelten so ziemlich die gleichen Regeln wie bei den „Navy Seals": In & Out. Rein stürmen und wieder raus. Genauso, wie man am besten selbst auf eine Gruppe Wildfremder zugeht und sich ins Gespräch wirft, sollte man auch den Mut haben, ein Gespräch abzubrechen, wenn man merkt, dass man mit seinem Gegenüber einfach nicht kompatibel plaudern kann. Zu diesem Zweck eine kurze Gesprächspause abwarten und höflich darauf hinwiesen, dass man gerne noch andere Gäste begrüßen möchte. Aber: auf jedwede Begründung verzichten. Die wirkt so gut wie immer als Schuldbekenntnis. Lieber noch einen Satz nachschieben wie „Es hat mich gefreut, und wir sehen uns ja heute sicherlich noch ganz oft." Umdrehen und einfach weggehen.

„Es ist schlimm, wenn zwei Leute
einander langweilen.
Viel schlimmer jedoch ist es, wenn
nur einer von ihnen den andern
langweilt."
(Freifrau Marie Ebner von Eschenbach, mährisch-
österreichische Schriftstellerin, 1830 - 1960)

Kapitel 6
DER GRIFF IN DIE BEAUTY-TRICKKISTE: DIE BESTEN CHARISMA-BOOSTER MIT SOFORT-EFFEKT

Jetzt haben wir so viel über Psyche, emotionale Intelligenz und Selbstwahrnehmung gesprochen, da wird es doch Zeit, dass wir uns der Oberfläche widmen, dem Oberflächlichen. Denn ja, es gibt durchaus Tricks und Kniffe, wie man seine Ausstrahlung rein äußerlich in Sekunden pimpen kann!

Here we go, die besten Tricks für mehr Ausstrahlung:

Haltung zeigen

Gutes Körpergefühl und starke Rumpf-Muskulatur helfen, die perfekte Körpersprache zu zeigen! Und die kriegt man zum Beispiel beim Kundalini-Yoga. Die Gurus dort nennen Charisma übrigens „**Prana**". Und Prana fließt immer vom Stärkeren zum schwächeren Menschen, wirkt also magnetisch auf andere. Kleines Einmal-Eins der selbstbewussten Körperhaltung: Kopf hoch, Schulterblätter zusammenziehen, die Muskeln von Bauch und Po leicht anspannen.

Gehör verschaffen

Kleiner Karriere-Tipp: Worauf achten die Menschen, denen Du etwas erzählst? 55 % der Aufmerksamkeit konzentrieren sich auf Gestik und Mimik, 38 Prozent auf Deine Stimme. Bleiben nach Adam Riese leider **nur sieben Prozent** für den Inhalt. Krass, oder? Sorge also beim Reden für kraftvolle Ausstrahlung: Beide Füße in Beckenbreite aufstellen, das signalisiert Selbstsicherheit. Wohin mit den Armen? Am besten redest Du mit den Händen! Denn bewegte Hände signalisieren Offenheit und fesseln den Zuhörer.

Zähne zeigen

Forscher wissen: Schönen Menschen glaubt man eher, sie kommen sympathischer rüber, wirken vertrauensvoller. Da empfehle ich doch gleich mal Band eins dieser Reihe: Das „Big Book of Beauty: Wunderschöne Haut"! Da steht ganz viel drin über die Geheimnisse, gut auszusehen. Und sonst so? **Zahnschnee** etwa. Der Aminfluorid-Schaum wird wie Mundwasser ohne Zahnbürste und Wasser verwendet – einfach in den Mund sprühen, schon wirken die Zähne sofort weißer, heller und der Atem wird erfrischt. Auch gut: Parfums mit Labdanum. Das soll Stress reduzieren, die Konzentration steigern und Seriosität ausstrahlen.

Schlauer feiern

Es gibt ein paar Survival-Tricks, um besser auszusehen, wenn die Nacht ihren Lauf nimmt. Stichwort: Trinken! Denn Alkohol lässt uns nicht nur lallen, er macht auch in Rekordzeit unattraktiv (schon klar, während alle um einen herum immer sexier werden!). Aber die Rede ist hier nicht vom Abschleppen in der Disko, wo einem alles ein bisschen egaler ist, und man sich erst am nächsten Morgen schämt. Ich meine: Wenn Du etwas mehr trinkst als dein Gegenüber, obwohl Du eigentlich charismatisch wirken möchtest. Also, warum raubt uns Alkohol die Ausstrahlung? Weil er dem ganzen Körper Wasser entzieht, auch der Haut – so werden Falten verstärkt sichtbar. Außerdem entstehen diese sympathischen „Bauernbacken": Rote Flecken auf den Wangen, denn der Teint wird dank des Alkohols stärker durchblutet, Poren vergrößern sich und die Haut schwitzt. „Die Rötung der Wangen bei Alkoholgenuss ist übrigens eigentlich eine Lähmungs-erscheinung. Der Alkohol lähmt bestimmte Regionen im Gehirn, lässt die Blutgefäße weiter werden und die Haut wird blutreicher – also röter. Dagegen helfen salzige Snacks. Sie verlangsamen die Alkoholaufnahme ins Blut und stärken den Kreislauf. Deswegen stehen in guten Bars immer salzige Nüsse & Co parat. Zugreifen! Wer noch zu jedem Glas Alkohol ein Glas Wasser trinkt, füllt außerdem die Flüssigkeitsspeicher nach. Das minimiert nebenbei auch die Schädelweh am nächsten Morgen. Und, seien wir ehrlich: Wer am nächsten Morgen neben einer neuen Eroberung aufwacht, möchte nicht unbedingt gleich den übellaunigen Kater raushängen lassen. Entscheidend dafür ist auch, was Du trinkst! Nicht jeder Cocktail wirkt auf die gleiche Weise. Umso mehr Methanol ein Drink enthält, desto schlechter läuft es am nächsten Tag. Rotwein ist zum Beispiel ein Methanol-Champion, soll heißen, wer viel trinkt wird am nächsten Tag den schlimmeren Hang-over erleben. Nebeneffekt: Rotwein kann die Konzentration von Histamin und Serotonin im

Blut ansteigen lassen. Dadurch erweitern sich die Blutgefäße noch mehr. Ähnlich üble Folgen haben auch die Methanol-Giganten Rum, Brandy oder Whiskey. Also lieber Weißwein, Gin oder Wodka bestellen.

„Schönheit beginnt genau
in dem Moment,
in dem Du beschließt,
ganz Du selbst zu sein."
(Coco Chanel, französische Mode-Designerin, 1883 - 1971)

Von Vielfliegern lernen

Öfters mal im Flugzeug unterwegs, von Termin zu Termin hetzend? Dann ist es wichtig, zu verstehen, dass an Bord über den Wolken andere Bedingungen herrschen als am Boden. Kein Wunder sieht man nach einem Flug oft völlig fertig aus. damit man aber auch am Zielort charismatisch auftritt muss man sich erstmal bewusst machen, dass eine Flughöhe von etwa 10.000 Metern einem Aufenthalt im Hochgebirge ähnelt: es gibt wenig frische sauerstoffreiche Luft, dafür aber reichlich trockene. Nur etwa 10 Prozent beträgt die Feuchtigkeit im Flugzeug. Damit wir uns jedoch wohlfühlen, braucht der menschliche Körper circa 50 Prozent. Das bedeutet, dass Du (ja, auch in der First Class) extrem trockene Luft einatmest. Das führt zu trockener Haut, die mehr falten zeigt, und vor allem gereizte Augen! Kein Wunder nennen Stewardessen die früh morgendlichen Business-Flieger von einer Großstadt in die andere gerne die „rote-Augen-Bomber". Denn die Augen sind besonders stark von der Luft abhängig. Das absolute Must-Have im Handgepäck sind daher Augentropfen. Die darin enthaltene Kochsalzlösung oder Hyaluronsäure übernimmt das Anfeuchten der ausgetrockneten Netzhaut ähnlich wie die natürliche Tränenflüssigkeit. Außerdem sollte jeder Fluggast das Doppelte der normalen Trinkmenge zu sich zu nehmen. 150 Milliliter - also in etwa eine Teetasse voll - pro Flugstunde sind optimal und helfen bei Langstreckenflügen, gefürchteten Reisethrombosen vorzubeugen.

Niemals Kaugummi kauen

Es gibt wenig Dinge, die so dermaßen unsexy sind, wie Kaugummi kauen. Es mag sich für manche irgendwie lässig anfühlen, oder weiß der Himmel, was diese Leute denken. Aber es zerstört im Handumdrehen jeden Anflug von Charisma. Und noch mehr: Das kuh-artige Rumgekaue führt dazu, dass man aufgedunsen aussieht. Nicht nur, weil man beim Kauen von Kaugummi mehr Luft schluckt; viele Kaugummis enthalten Zuckeralkohole, da sie kalorienarm süßen ... aber diese können zu Völlegefühl führen, abführend wirken und Blähungen verursachen. Und selbst wenn keine Nebenwirkungen auftreten, sieht man einfach dämlich aus. Ganz im Ernst: Kaue niemals, wirklich niemals Kaugummi.

- - - Der ultimative Bonus-Tipp - - -
Einen Glücks-Kalender anlegen

Zu guten Vorsätzen, die man in der Silvesternacht ja gerne mal fasst, lässt sich rückwirkend immer der Beziehungsstatus festhalten: „Es ist kompliziert." Als Grund nennen Psychologen, dass wir uns zu oft Dinge vornehmen, an denen wir schon immer gescheitert sind. Mehr Sport treiben, weniger essen, nie wieder rauchen oder überhaupt ein besserer Mensch werden... Wer solche Ziele im letzten Jahr nicht erreicht hat, wird das auch ab morgen kaum anpacken. Macht aber gar nichts! Warum setzen wir uns nur alle immer wieder zum Start eines neuen Jahres so unter Druck? Viel effektiver ist es, kleine Bausteine in den Alltag zu integrieren, die uns Schritt für Schritt emotional aufblühen lassen, Zufriedenheit schenken - und unsere Ausstrahlung boosten! Ich habe für Dich mal die besten Vorsätze aus der Glücksforschung zusammengetragen — so etwas wie ein Kanon der besten und schnellsten Tricks, wie man jeden Tag des kommenden Jahres glücklicher wird, und attraktiver auf andere wirkt. Zwölf Aufforderungen, eine für jeden Monat des Kalenders. Und jeden Monat nimmst Du Dir ganz fest vor, daran zu arbeiten. Viel Spaß :-)

01 Januar: Kuscheln

Unsere Gesellschaft wird berührungsarm. Das ist sehr schade... Jeder achte Deutsche fühlt sich sogar einem

Mangel an körperlicher Nähe ausgesetzt. Klar, in einer Zeit, in der vom Handy bis zum Tablet alles technologischer, glatter, schneller und kälter wird, mangelt es oft an Wärme und Streicheleinheiten. Dabei sind Berührungen wahre Glücks-Booster. Schon das freundschaftliche Auflegen der Hand regt die Ausschüttung der Entspannungshormone Oxytocin und Prolaktin an, der Blutdruck sinkt. Wissenschaftler der University of California fanden sogar heraus, dass Basketballteams, die sich häufiger abklatschen oder aufmunternde Klapse gaben, erfolgreicher zusammenarbeiten. Daraus kann man lernen, wie wichtig es im Arbeitsalltag ist, seinen Kollegen auch mal körperlich Freundschaft zu signalisieren. Und sich selber regelmäßig eine Behandlung im Spa zu gönnen! Denn professionelle Körpermassagen setzen, so vermuten Forscher, Endorphine frei, sogenannte Glückshormone.

02 Februar: Aufräumen

Eine Studie mit über 68.000 Probanden entdeckte, dass Menschen, die morgens ihr Bett machen – also Kissen aufschütteln und die Bettdecke zusammenfalten – glücklicher im Leben sind, regelmäßiger Sport treiben und sich den Tag über fitter fühlen. Die Forscher verorten die Ursache dafür im Unterbewusstsein. Wer sein Bett aufräumt, suggeriert seinem Gefühlszentrum, die erste Aufgabe des Tages schon mal erfolgreich gemeistert zu haben.

03 März: Lesen

Der kanadische Psychologe Raymond Mar konnte beweisen, dass die Lektüre von Romanen nachhaltig unsere Empathie steigert – im Gegensatz zum Lesen von Sachbüchern, übrigens. Wer seinen emotionalen Quotienten, den „E.Q." also schärfen möchte, liest! Und nein, Netflix gucken ersetzt das nicht. Außerdem entspannt Lesen messbar! Schon 6 Minuten täglich reichen, um eine stressreduzierende Wirkung zu erzielen. Die Muskelanspannung sinkt nach der kurzen Zeit bereits um 68%. Lesen ist somit effektiver als andere Entspannungsmethoden, etwa Spaziergänge oder Musik hören.

04 April: Knutschen

Erkältungszeit? Ohne uns. Dank der „Philematologie", der Wissenschaft vom Küssen. Ihr verdanken wir so wertvolle Erkenntnisse wie dass ein langer liebevoller Kuss genauso viele Glückshormone ausschüttet wie 25 Gramm Schokolade! Gleichzeitig wird das Immunsystem gestärkt und sogar die Haut verbessert. Häufiges Küssen soll nämlich die Durchblutung ankurbeln, und sogar leicht straffend wirken. Glaubst du nicht? Ich finde: Den Versuch ist es wert!

05 Mai: Singen

Lieblings-CD einlegen, Stereoanlage aufdrehen und mitsingen. Eine Studie aus Toronto belegt nämlich, dass Musik, die man sehr gerne mag, im Gehirn Dopamin ausschüttet. Und Singen regt – genau wie Joggen – Regionen der Großhirnrinde an, die für positive Emotionen zuständig sind. Der Neurowissenschaftler Dr. Jacob Jolji von der niederländischen Universität Groningen ermittelte sogar die Parameter des perfekten Happy-Soundtracks: Songs, die mit einer Geschwindigkeit zwischen 140 und 150 bpm („beats per minute") in Dur-Tonart komponiert wurden, nennt er „Feel Good-Garanten". Für alle denen das zu technisch ist, ermittelte er bei der Gelegenheit gleich mal eine Top Ten der Gute Laune-Songs aller Zeiten.

Platz 1: „Don't stop me now" von Queen
Platz 2: „Dancing Queen von Abba
Platz 3: „The Good Vibrations" von The Beach Boys.

06 Juni: Schwitzen

Erst gab es das Croissant, dann den Donut. Und schließlich kam ein gewiefter New Yorker auf die Idee, beides in einem anzubieten – so entstand der Cronut. Genauso ergeht es gerade Krafttraining und Yoga.

Cross-Yoga nennt sich die Kombination aus beiden Sportarten, die auf Meditation und Om-Singen verzichtet, dafür aber das Training von Beweglichkeit und mentaler Stärke zum Kraftsport hinzufügt, um mehr Effizienz und Power zu erreichen. Ziemlich anstrengend, aber genial! Netter Nebeneffekt: Forscher der Uni Vermont haben bewiesen, dass 20 Minuten Power-Schwitzen reichen, um die Laune für die nächsten zwölf Stunden deutlich zu verbessern. Das muss aber natürlich nicht Cross-Yoga sein. Joggen, Crosstrainer, Laufband, Rudern, oder was auch immer, alle haben den gleichen tollen Effekt auf unsere Ausstrahlung.

07 Juli: Schminken

Von Französinnen kann man viel lernen über Ausstrahlung und Eleganz. Zum Beispiel sieht man in keiner Stadt der Welt so viele Frauen mit aufregend roten Lippen wie in Paris. Die Harvard Universität wollte es genauer wissen und entdeckte nun, dass Frauen, die roten Lippenstift auflegen, sich selbst tatsächlich selbstbewusster fühlen – und auf andere Menschen kompetenter und zuverlässiger wirken! Für Männer ist es ungleich schwieriger, klar. Aber, Stichwort New Masculinity: Ich plädiere immer dafür, dass auch Männer lernen, mal ein bisschen Makeup auszuprobieren! Ein Kerl, dessen Haut nicht fettig glänzt, sondern der unsichtbar mattierende Puder aufgetragen hat, wirkt deswegen null weniger männlich, weil: Man sieht ja nicht, dass er geschummelt hat. Stattdessen fühlt er sich mit jedem Blick in den Spiegel etwas attraktiver, wird selbstbewusster und - zack! - wirkt anziehender auf andere. So einfach ist das.

08 August: Tanzen

Ob Zumba und Step im Fitness-Studio oder der klassische Tanzkurs mit dem Partner: Melde Dich an! Die Universität Tübingen hat entdeckt, dass wiederholte, schwungvolle Bewegungen den Gehalt des Glückshormones Serotonin im Blut enorm steigern. Das wirkt sich positiv auf Stimmung und Immunsystem aus. Außerdem wird die Denkleistung erhöht und das Demenzrisiko selbst im hohen Alter mehr gesenkt als bei irgendeinem anderen Sport.

09 September: Posieren

Experten empfehlen, vor wichtigen Terminen - egal ob es eine Präsentation im Job ist, oder zum Beispiel ein Date - für zwei Minuten die sogenannte Superhero-Pose einzunehmen: Studien ergaben, dass Menschen danach als deutlich sympathischer und selbstbewusster beurteilt werden. Mehr noch: Die amerikanische Sozialpsychologin Amy Cuddy erforschte mit Kollegen, dass die meisten Führungskräfte ähnliche Denkmuster und ähnliche Hormonspiegel haben - nämlich einen höheren Testosteronspiegel und einen niedrigen Cortisolspiegel, also weniger von dem uns verunsichernden Stresshormon. Ein höheres Testosteron-Niveau stärkt bei Männern und Frauen das Selbstvertrauen. Wir fühlen uns mutiger und zuversichtlicher. Und das sehen uns andere an! Der Clou: Forscher stellten fest, dass sich durch die „High-Power Posen" der Testosteronspiegel deutlich erhöht und der Cortisol-Wert sich stark verringert. Und so geht die Übung, die man am besten alleine für sich - notfalls in der WC-Kabine - zwei Minuten lang halten sollte: Im Stehen den Rücken gerade strecken, die Bauchmuskulatur locker anspannen. Brust raus und Schultern zurück, das Kinn leicht anheben, als würde man wie Superman heroisch in die Zukunft blicken und lächeln. Die Hände mit geballten Fäusten in die Hüften stemmen. Dabei rhythmisch atmen und zwei Minuten halten (auch das Lächeln!). Schon steigt Deine Ausstrahlung messbar für die nächste Zeit von „zero auf hero".

10 Oktober: Kochen

Vielleicht wenig überraschend, aber die Ernährung hat enormen Einfluss auf das psychische Wohlbefinden. Hunger macht schlechte Laune, Zucker kann depressive Stimmungen auslösen, zu viel Essen macht schlapp und träge. Probier es ergo mal mit „Mood Food" das direkt auf die Stimmung wirkt: Scharfe Chilli oder Ingwer brennen erst, schütten dann aber in der Entspannungsphase Endorphine aus. Wissenschaftler nennen das den „Pepper-High". Echtes Vanillemark kurbelt die Serotoninproduktion im Gehirn an, Parmesan und Camembert liefern Tyrosin, das wie ein Energiekick wirken kann. Guten Appetit, gute Laune, gutes Charisma!

11 November: Schlafen

Wer mehr schläft, ist am nächsten Tag nicht so anfällig für negative Gefühle. Denn diese werden vom sogenannten „Mandelkern" im Gehirn verarbeitet. Fröhliche und neutrale Emotionen dagegen verarbeitet der Hippocampus. Und zu wenig Schlaf beeinträchtigt leider den Hippocampus mehr als den Mandelkern. Also einfach mal den Monat nutzen, um Schlaf und happiness zu tanken - einfach jeden Abend eine Stunde früher zu Bett geht als normal. Wer Schwierigkeiten hat, einzuschlafen kann ein „Sleep Spray" mit Melatonin probieren: In unserem Körper ist dieses Schlafhormon vor allem der Gegenspieler des Stress- und Aktivitätshormons Cortisol und wird beim Einsetzen der Dunkelheit in der Zirbeldrüse im Mittelhirn ausgeschüttet. Das Spray sprüht man sich unter die Zunge und lässt das entspannende Hormon seine Wirkung entfalten. Wirkt nicht bei jedem, aber ich schwöre darauf!

12 Dezember: Schenken

Klingt merkwürdig, gibt es aber tatsächlich: Schenkforscher. Und sie haben zwei Dinge herausgefunden, die nicht nur zu Weihnachten gelten: Ein gelungenes Geschenk löst beim Empfänger im Gehirn ein Feuerwerk chemischer Glücksstoffe aus, vor allem die Neurotransmitter Serotonin, Dopamin, Adrenalin und Noradrenalin. Außerdem werden körpereigene Opiate, die Endorphine, ausgeschüttet.

Aber wann ist ein Geschenk ein gutes Geschenk? Dafür haben die Forscher eine Formel entwickelt:

$$PPI = T + G + S + V + B.$$

Der PPI (Present Popularity Index, also wie gut das Geschenk ankommt) gewichtet die Faktoren Zeit beim Aussuchen (T, 0-5 Punkte), Interesse des Beschenkten am Gebenden (G, 0-4 Punkte), Nützlichkeit des Geschenkes (S, 0-3 Punkte), materieller Wert (V, 1 Punkt) und Umtauschmöglichkeit (B, 1 Punkt). Beträgt die Summe der Faktoren mehr als zwölf, ist das Geschenk perfekt.

"Die höchste Form des Glücks ist ein Leben mit einem gewissen Grad an Verrücktheit."

(Erasmus von Rotterdam, Theologe, 1466-1536)

Kapitel 7
Das Anti-Charisma, oder:
Was man von einem Arschloch lernen kann

Irgendwo in diesem Buch habe ich geschrieben, dass Charisma ein Weg ist. Und der kann auch mal von einem umgefallenen Baum versperrt werden. Zum Schluss will ich noch kurz auf so ein Hindernis kommen. Denn sie sind überall. Man begegnet Ihnen und kann ihnen nicht entkommen. Und sie rauben Dir nicht nur jeden Nerv, sondern sägen auch an deinem Charisma. denn neben Ihnen zu leuchten ist verdammt schwer, weil sie jedes Licht ansaugen und verschlucken wie ein schwarzes Loch: Arschlöcher.

Nur, was ist eigentlich ein Arschloch?
Lustigerweise spricht man vom „asshole" meistens, wenn man es mit einem Mann zu tun hat. Obwohl Frauen definitv auch Arschlöcher sein können. Ich erinnere an die Chefredakteurin, von der ich in Kapitel 2 berichtet habe. Aber irgendwie ist ein Arschloch doch meistens ein Mann.

Wer mal nach prominenten Beispielen googelt, stößt zum Beispiel zwangsläufig auf den ehemaligen italienischen Präsidenten, Silvio Berlusconi. Selbst der seinerzeit unter Berlusconi als Vize-Verteidigungsminister amtierende Politiker Guido

Crosetto bezeichnete seinen Chef öffentlich als „testa di cazzo", was zwar eigentlich „Schwanzkopf" bedeutet, aber dem deutschen Arschloch entspricht. Ob jemand ein Arschloch ist oder nicht, entscheiden wir meist aus dem Bauch heraus. Wirklich festgelegte, allgemeingültige Merkmale gibt es nicht. Denn nicht jeder, der sich danebenbenimmt, ist automatisch ein Arschloch, oder Schwanzkopf (na toll, jetzt mag ich das Wort). Aber eines steht für mich fest: das Arschloch ist das genaue Gegenteil von einem Charismatiker. Er mag sich selber zwar für wahnsinnig unwiderstehlich und schlau halten, aber das macht die Sache ja nur noch schlimmer! Nur ein Arschloch würde von sich denken: „ach, was bin ich charismatisch!" Ein Arschloch sagt Sätze wie: „Wissen Sie eigentlich, wer ich bin?", und meint das auch noch so. Er ist überzeugt davon, dass er wichtiger ist als andere. Dass er über den „normalen" Leuten steht, und diese gefälligst zu ihm aufblicken sollten. Das Arschloch ist sich zum Beispiel absolut sicher, dass ihm der letzte Schluck Milch im Kühlschrank für seinen Kaffee zusteht. Und es natürlich unter seiner Würde ist, neue Milch zu besorgen. Da soll sich der Pöbel drum kümmern.

Apropos Pöbel: Das Arschloch nimmt seine Mitmenschen wahr wie lästige Fliegen. Alles Langweiler, inkompetente Idioten, Versager, oder (Achtung!): Arschlöcher. Denn ein Arschloch hält das Gros der Menschheit wiederum für Arschlöcher, nur sich selber nicht. Ein Riesenunterschied zum Charismatiker, der seinen Mitmenschen Wohlwollen, Vertrauen und unvoreingenommenes Interesse entgegenbringt. Ein Charismatiker erkennt, wenn er etwas falsch gemacht hat, und gesteht seinen Fehler einfach ein. Das Arschloch dagegen schert sich nicht darum, ob er einen Fehler begangen hat. Ihn interessiert ja eh nicht, was andere denken, wie sie sich fühlen.

Aaron James, Philosophie-Professor an der University of California hat in seinem Buch „Assholes: A Theory" genau das sehr schön beschrieben, das völlig überhöhte Selbstbild von Arschlöchern: Ein „asshole" ist durch sein Anspruchsdenken immun gegen die Beschwerden anderer Menschen. Er ist narzisstisch, selbstverliebt, unhöflich und permanent rücksichtslos. Und Arschlöcher tun sich zu allem Überfluss auch noch gerne zusammen! Klar, sie ticken ja ziemlich ähnlich. Beispiel: Im Gegensatz zum Kommunismus, der in der Realität nur eine kleine, elitäre Gruppe von Arschlöchern hervorbrachte, die davon profitieren, ist James der Meinung, dass der ungezügelte Kapitalismus ein ideales System bietet, in dem sich viele Arschlöcher zusammenschließen können, um das Spiel komplett zu ihren Gunsten zu wenden. Aber Achtung: Man verwechselt schnell mal einen Egoisten mit einem Arschloch. Der Unterschied ist: Der Egoist, im beständigen Streben nach der Maximierung seines eigenen Wohlbefindens, ist nicht unbedingt gemein zu anderen. Er hat sich zwar selbst im Blick – und nur sich selbst. Das Arschloch aber! Er ist auch noch rücksichtslos. Er übergeht seine Mitmenschen nicht nur, er will sie auch noch aktiv runterziehen, kränken, beleidigen. Er braucht ein Gegenüber, das er klein machen kann, um seine eigene Wichtigkeit zu beweisen.

Ein hervorragendes Beispiel für diesen Prototyp des Arschlochs ist Bernd Stromberg, aus der gleichnamigen TV-Serie. Oder sein Vorbild, quasi das Original, die britische Serie „The Office" mit Ricky Gervais als Obermegariesenarschloch David Brent. Aber bleiben wir beim deutschen Protoypen, Stromberg, der als Abteilungsleiter einer Versicherungsgesellschaft fleißig bemüht ist, dem Zuschauer klarzumachen, wie wichtig und toll er ist. Und wie doof, klein, lästig alle anderen neben ihm sind. Die Drehbuchautoren haben Stromberg Sätze für die Ewigkeit auf den Leib geschrieben. Sätze, die so lustig sind, weil wahrscheinlich jeder jemanden im echten Leben kennt, der so etwas sagen - oder zumindest denken - könnte. Mal ein paar Beispiele, von denen ich mich ausdrücklich distanzieren möchte. Aber ich liebe sie, weil sie soooo gut sind:

„Richtige Helden sind immer alleine. So wie Tarzan. Der macht auch nicht erst 'nen Arbeitskreis und greift dann an die Liane."

„Was ihm an Grips fehlt, gleicht er durch Blödheit aus."

„Für Sexismus ist sie gar nicht mein Typ!"

„Ich bin ja ein Typ, der überall schnell Anschluss findet. Weil ich eben sehr gut mit Menschen kann - auch mit Frauen."

„Ich bin ja quasi die perfekte Mischung aus jung, aber sehr erfahren. Gibt's in der Form sonst nur auf dem Straßenstrich."

„Jeder hat so seine Fehler. Ich muss auch schauen, wo ich nicht ganz perfekt bin."

Besser kann man die Geisteshaltung eines Arschloches nicht zusammenfassen. Er ist sexistisch, bewusst beleidigend, wahrscheinlich auch noch rassistisch, und mit Sicherheit selbstüberschätzend. Aber nun die Frage: Was können wir von so einem Menschen bitte lernen??

Ganz einfach: **Das Arschloch kennt seine Stärken.**
Oder er glaubt sie zumindest zu kennen! Natürlich liegt er in der Selbsteinschätzung meilenweit daneben, aber trotzdem. Er ist sich sicher, was ihn auszeichnet. Und er findet sich gut deswegen.

Und genau das können wir alle von den Arschlöchern um uns herum abgucken! Hören wir sofort damit auf, ständig über unsere Schwächen nachzudenken. Genau das tun selbstsichere Menschen nämlich nicht! Jeder von uns könnte locker 20 Schwächen aufzählen, aber kaum einer 20 Stärken. Und das sollten wir alle ändern. Deswegen zum Schluss dieses Buches noch eine letzte Übung, eine kleine Hausaufgabe sozusagen. schreibe jetzt sofort sieben Stärken auf. Etwas, dass Dich auszeichnet, dass Du gut an Dir findest, und dass wahrscheinlich andere an Dir schätzen. Und lies diese Liste immer mal wieder durch. Mehr verlange ich zum Abschied nicht :-)))

Das bin ich! Meine 7 Stärken, die ich liebe, und
für die andere mich lieben (und wenn nicht,
können sie mich mal gernhaben!)

1.

_____

_____

2.

_____

_____

3.

_____

_____

4.

_____

_____

5.

6.

7.

„Wer sich seiner Stärke
bewusst ist,
braucht sich nicht immer
stark zu machen."
(Ernst Ferstl, österreichischer Autor, geboren 1955)

Schlusswort -
Und noch ein Versprechen!

Du hast es geschafft. Das waren meine ultimativen Experten-Tricks, quasi das Allerbeste, was ich in den letzten 20 Jahren selber erfahren und gelernt habe, in Studien und endlosen Selbstversuchen.

Vielen Dank, dass Du mit mir durch rund 150 Seiten Charisma-Basiswissen durchmarschiert bist. Und vielen Dank für die Zeit, die Du mit mir verbracht hast. Ich hoffe, Du hast ganz viel mitgenommen, schnelle Tricks und life-hacks, die Du in Zukunft vielleicht wirklich umsetzen möchtest.

Und ich verspreche, Die Reise geht spannend weiter! Auch die anderen Bücher dieser Reihe stecken voller Übungen, praktischer Anleitungen und Selbsttests. Wenn Du also Lust hast, noch besser auszusehen, entspannt mit dem Älterwerden umzugehen (in jedem Alter! Von 20 bis 99), und einfach glücklicher im Leben zu werden - dann bist Du bei mir goldrichtig!

Wenn Du möchtest, treffen wir uns wieder ...

Dein Constantin

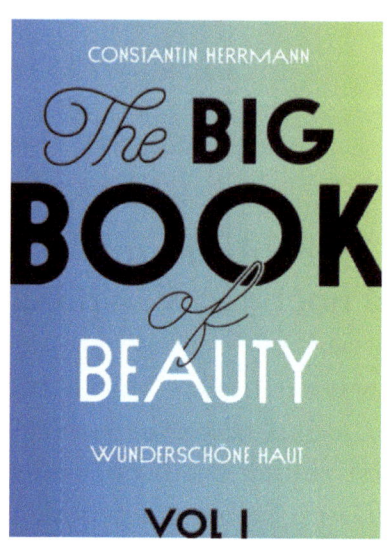

Big Book of Beauty
Teil 1: Wunderschöne Haut
Die 111 ultimativ besten Experten-Tricks aller Zeiten

Reine, glücklich strahlende Haut mit dem gewissen „Glow" … Welche Creme brauche ich dafür wirklich, und wie viele? Was ist dran am Skin-Food, wie sieht die perfekte daily routine aus? Und warum sind so Tipps wie „Viel Wasser trinken" oder „Regelmäßig Fisch essen" nicht wirklich hilfreich.

Ein Mitmach-Buch mit Selbsttests, Seiten zum selber ausfüllen, randvoll mit konkreten Anleitungen, Tricks, Tipps, life-hacks, Experten-Wissen und Insider-Geheimnissen. Unkompliziert, mega effektiv, und unterhaltsam zu lesen - ohne zu viel Chemie, Biologie oder Fachsprache. Kurz gesagt:

Hier steht, was wirklich hilft!

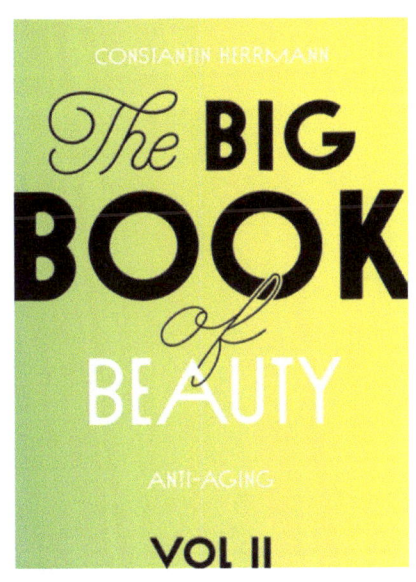

Big Book of Beauty
Teil 2: Anti-Aging
Wie man entspannt älter wird, und mit jedem Jahr
nur noch besser aussieht!

Egal ob Du 20, 40 oder 60 Jahre alt bist – für Anti-Aging ist es nie zu früh oder zu spät. Man sollte nur die richtigen Tricks und Methoden kennen. Von den besten Wirkstoffen der Welt, über gute Ernährung, bis hin zu smarten Psycho-Strategien (mit vielen Seiten zum Selberausfüllen): In diesem praktischen Ratgeber steckt alles, was man

- wissen muss und
- machen kann,

um gelassen und wunderschön älter zu werden. Und ja, natürlich geht es auch um Botox &Co.

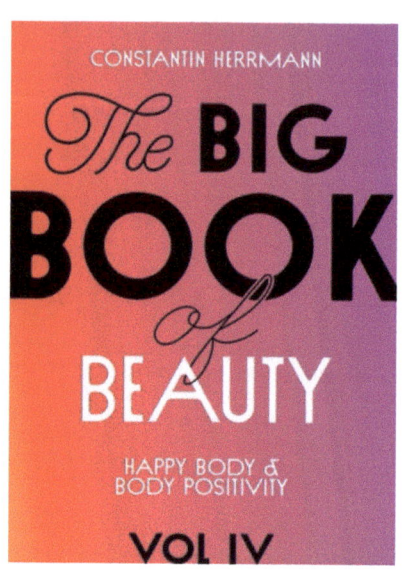

Big Book of Beauty
Teil 4:
HAPPY BODY & BODY-POSITIVITY
Wie aus jedem Körper ein Traumkörper wird

Jeder Körper ist einzigartig, und jeder Körper ist wunderschön! Aber eines haben sie alle gemeinsam: Wir müssen uns und unseren Körper lieben, damit wir uns so richtig gut fühlen. Challenge accepted!
Dieses Buch steckt voller Tricks und life hacks, wie man seinen body pflegt – von innen und von außen. Wie man sich smart ernährt, welche Diät-Lügen man kennen sollte. Welche Pflege-Routine der Haut schmeichelt (je nach Jahreszeit). Und vor allem: Wie man in den Spiegel schaut und schön findet, was man sieht.